AF462114

DEUX PARERGUES
ANATOMIQUES
OU DISSERTATIONS
D'APRE'S L'OEUVRE,

Sur l'origine & la nourriture du Fœtus.

Dans la premiere desquelles on combat le Systeme des Ovaristes.

Et dans l'autre on fait voir que le fœtus n'est point nourri par la bouche.

Lesdites Dissertations sont précedées d'un Discours sur l'éxellence de l'Anatomie.

*Par le Sieur *** Medecin de Monpellier.*

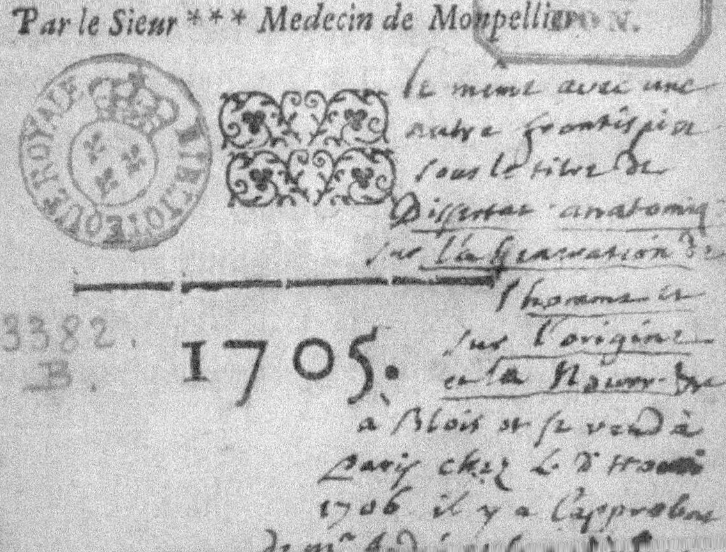

1705.

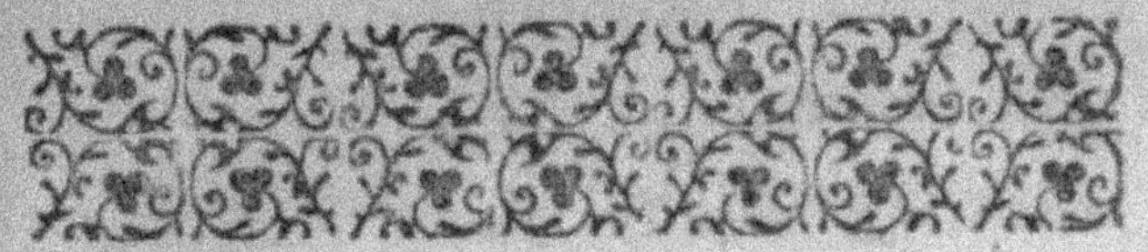

PREFACE

PANEGYRIQUE.

L'HOMME *a été un grand ſujet de paradoxe : on en a mis au jour ſur la conception du corps & ſur la nature de l'ame ; je combats le paradoxe qui prétend que le corps humain eſt conçû de la même maniere que celui des volatils, parce qu'il ne me ſemble pas bien démontré : Je revere au contraire le paradoxe qu'un Philoſophe a imaginé ſur la nature de l'eſprit ; le merite du Prince en faveur de qui il a*

Lachambre ſyſteme de l'ame.

été inventé, luy tient lieu de demonstration.

Ce Philosophe a ingenieusement pensé : mais pouvoit-il ne
Louis XIV. *pas penser? en voiant la grandeur d'ame de ce Prince, qu'elle est originairement Royalle & d'un ordre superieur à celle des autres. On a toûjours distingué du commun la conception des Heros : les Anciens étonnés des prodiges de force & de vertu de leurs Heros, ne douterent point que l'origine n'en fût celeste. Suposans que des œufs des*
Neocl. Croton. ex Gesner. *Seneletides, il en naissoit des hommes quinze fois plus grands & plus excellens que les autres, l'admiration qu'ils eurent pour Castor & Pollux, leur fit dire que l'œuf des Tyndarides étoit*

descendu du Ciel : mais que n'auroient-ils point dit de LOUIS XIV. *à la vûë de tant d'augustes qualités dont chacunes firent autant de Heros & de demi Dieux des mortels en qui elles brillerent.*

Sans avoir recours à la fiction, il est probable que le Ciel fait couler dans le cœur des grands Hommes un sang plus noble, plus auguste que dans celui des autres ; de maniere que l'homme formant son semblable par un écoulement de tout lui-méme, il se fait une generation successive de Heros les uns des autres. LOUIS LE GRAND *fourniroit un victorieux exemple que le Pere est reproduit ainsi dans son Fils. Le Soleil ne forme de* parelies qu'en se peignant sur les nuës par une émanation de ses rayons ; il convient beaucoup mieux aux hommes excellens, d'étre plûtôt formés de la substance du Pere que de la Femme, & l'on rend mieux raison par cette voye de cet ancien axiome, que les Heros naissent des Heros ; la vertu est toûjours traitée de masle ; un animal à la formation duquel la femelle n'a point de part, en étoit autrefois le symbole, il servoit pour cela de relief aux Statuës des Heros.

theatre d s inse-ctes de Moufet.

C'est ainsi que Lacedemone étoit si jalouse du precieux sang des Heraclides, que la Perse croioit que le Roy ne pouvoit naître que du Roy : Pour n'être

Platon in Alcibiad.

point démentie en cette opinion, on confioit le Successeur à quatre Gouverneurs en reputation d'être l'un le plus sage, l'autre le plus juste ; l'un le plus temperé, & l'autre le plus fort.

Le premier le formoit au culte des Autels, & aux vertus Royalles.

Il aprenoit du second à observer la verité toute sa vie.

Le troisiéme luy montroit à estre le maître & le vainqueur de luy-méme, & que par-là il seroit veritablement Roy.

Le quatriéme enfin le rendoit intrepide, & incapable de se laisser abattre par l'adversité.

S'il falloit tous ces Gouverneurs, c'est que le Roy n'étoit pas un LOÜIS LE GRAND:

luy seul vaut autant que ces quatre : ses Successeurs n'ont qu'à se former sur son modéle, pour avoir ces vertus dans le sublime. Il en a donné tant de preuves, qu'elles n'orneront pas moins son regne, que ce long cours de glorieux evenemens que la Providence a fait naître pour recompenser ces mémes vertus. La felicité qui l'accompagne n'a point d'autre source, plus heureux qu'Enée, il voit déja presente la destinée de ses descendans; l'un cy-devant Conquerant en Allemagne, l'autre Generalissime en Flandre, l'autre monté sur un Thrône dont la dont la vaste puissance occupe plus de la moitié du monde: Tous enfin nés pour gouverner des Monarchies avec autant d'aplaudissement de la part des peuples, qu'il en reçoit des siens. Grand Roy, permettez-moy de vous souhaiter par un compliment d'Aristophanes, un fruit de ma Profession, une opulence de bonne santé pour Vous, pour vôtre Fils, & pour les Fils de vôtre Fils.

Fautes à corriger dans l'Impression.

PAge 2. aprés *de Cœlo descendit*, ajoûtés, *nosce te ipsum.*

Page 6. *à* impetueuse saillie, *ajoûtés* du sang.

Page 17. Demetrius Phalercus, *lisés*, Phalereus.

Page 21. Casardus, *lisés*, Cæsarius.

Page 24. de la seule manœuvre, *lisés*, de sa seule manœuvre.

Page 25. prescrire, *lisés*, proscrire.

Page 31. Hydalides, *lisés*, Hydatides.

Page 59. ces lueurs s'éclypsent de même, *ajoûtés*, ces lueurs qui frapent subitement, s'éclypsent de même.

Page 80. tout occupé de le mettre au jour, *ajoûtés*, du plaisir de le mettre au jour.

page 30 quil y a dans leurs liqueurs deux substances dans lesquelles. lisés, quil y a dans leur substance deux liqueurs dans l'une desquelles

DISCOURS

SUR L'IMPORTANCE DE L'ANATOMIE,

Prononcé le 20. Avril 1705. en l'Arcenal du Chaſteau de Blois.

IL n'eſt point de connoiſſance qui touche l'homme de ſi prés que celle de ſoy-même: Sans elle on eſt comme étranger dans ſes propres foyers. Certains Philoſophes du tems de Galien avoient beau ſe vanter qu'ils connoiſſoient la ſtructure du monde, ils étoient des ignorans de ne pas connoître celle de leurs corps : Un

Sage, au contraire, ne pouvoit mieux peindre sa Sagesse, que dans le précieux conseil qu'il donne de se connoître soy-même; Oracle si important & si necessaire, qu'on luy a fait l'honneur de dire qu'il étoit descendu du Ciel, *de Cœlo descendit*

En effet, qui est-ce qui ne connoît pas dans la force & l'energie de cet apophtegme la voix de la nature qui nous donne un spirituel instinct, un curieux penchant pour cet étude. L'Anatomie, MESSIEURS, contient cet étude. Cet Art nous donne une ample connoissance de la partie la plus sensible de nous-même; il n'est point d'art qui joigne mieux l'agreable avec l'utile; quoy de plus delectable que de connoître les fonctions corporelles, & jusqu'aux causes occasionelles de nos pensées & de nos mœurs? quoy de plus curieux que d'examiner les pieces d'une architecture vivante & animale, architecture inimitable, la plus fine, la plus delicate, la plus sçavante & la plus digne de la sagesse de son ouvrier. La dissection découvre une infinité de ressorts que la nature avoit pris soin de nous cacher. Qui ne voit avec plaisir leur ingenieux appareil, leurs figures, leurs ſcituations, leurs uſages particuliers, leurs offices communs, & enfin le rang qu'ils tiennent dans l'œconomie animale. Et qui eſt-ce qui ne peut ſur leur plan ſe figurer en quoy conſiſte la vie? La vie eſt un chef d'œuvre de puiſſance & de ſageſſe, c'eſt l'art de tous les arts; il ſemble que Dieu ait aſſemblé tous les arts pour la former. Où voit-on de plus beaux effets d'hydroſtatique, de plus belles machines hydrauliques, un plus parfait équilibre de ſolides & de liqueurs qui montent & qui deſcendent aſſiduëment dans des tuyaux de differentes grandeurs par une eſpece de moulin & de pompe aſpirante, dont le cœur & les poumons font les offices; la Geometrie ſemble avoir tracé ſes figures ſur preſque tous les organes du corps: la ſtructure des muſcles, par exemple, eſt toute geometrique, & acommodée pour exercer leurs actions aux loix & aux regles de la mechanique: lorſque le muſcle & le tendon levent une partie ſolide, leur puiſſance eſt équivalente à celle du levier, leurs forces étant plus ou moins grande, ſelon que leur ligne de direction eſt plus ou moins éloignée de l'apuy. Ce que l'art de la navigation fait avec bien de la peine & du tems pour lever un maſt, ſe fait icy dans un inſtant, les cordages du corps animé levent ſubitement un aſſemblage d'os qui ne ſe touchent que par un point, le met en ligne de direction, & l'appuyent ſi fortement ſur ſon centre, que les vents les plus impetueux ont peine à l'ébranler. Que n'a pas contribué la Chimie à former la vie; toutes ſes operations ſont employées ſecretement dans nôtre corps à reduire la nouriture en ſel, en ſouffre & en eſprits, le feu dans le degré neceſſaire, le diſſolvant propre, & les inſtrumens mechaniques & convenables n'y manquent point; le pain eſt dabord moulu, trituré, penetré de ſalive, inſinué dans le ventricule qui eſt un matras à long col, il eſt maceré & diſſous, tant par un ferment, que par le mouvement, & la chaleur vitale des organes voiſins, en même tems qu'il eſt ſaſſé dans les boyaux, une effervefcence cauſée par la bile & le ſuc pancreatique diſpoſant d'un côté les ſcories ou excrémens à la ſeparation, & augmentant de l'autre le mouvement periſtaltique des boyaux, il ſe fait une filtration de la crême du chyle, & une precipitation de ses excrémens, transporté dans le sang, il y est cohobé & réduit par là sous sa forme; enfin dépuré, rafiné par une infinité de filtrations nouvelles en differens cribles, il est réduit dans les serpentins du cerveau en quintessence en cet extrait spiritueux d'un alkool si fin qu'il échape à la vûë, & ne se fait connoître que par les effets. Ainsi tous ces Arts liés ensemble travaillant au même attelier, & pour un même but, constituent ce qu'on apelle la vie.

A ces agreables speculations ajoûtons que l'Anatomie est d'une utilité parfaite. Mille accidens insultent le corps, en dérangent l'œconomie; on court à la Medecine: Cet art associé avec le Createur pour la conservation du corps, étudie les secours, employe les moyens que la Providence a établis pour en reparer les desordres: le plan sur lequel Dieu a formé le corps est son objet & sa regle, elle retranche ce qui est superflu, elle ajoûte ce qui manque, elle unit ce qui est divisé, elle divise ce qui est uni contre l'ordre, elle retablit les ressorts dérangés; mais toutes ces operations échoueroient, si elles n'avoient l'Anatomie pour guide ; privées de ses lumieres, quel secours, quel succés en attendre ; le travail d'une industrie aveugle est plûtôt préjudiciable que salutaire ; elle fait des remedes pires que le mal même ; n'étant accompagnée que d'erreur, elle ne peut être suivie que d'infortune ; au lieu de dérober un malade au tombeau, elle l'y précipite ; au lieu d'oposer son ciseau à celuy de la Parque, elle luy aide plûtôt à couper le fil. Un Chirurgien, dit Galien, prit le change dans une seignée, il piqua un artere au lieu d'une veine, étourdi, embarassé de l'impetueuse saillie, il en brida la sortie par une forte ligature ; l'inflammation y survint, qui fut bien-tôt suivie de la gangréne & de la mort. Un autre aussi peu versé dans l'Anatomie, ouvrit un abscés profond au bras ; il incisa dabord librement & sans peril les parties externes, continua jusqu'aux interieures avec la même hardiesse, avec aussi peu de choix & de précaution, blessa des parties qui interessent & la vie & la fonction de l'organe. Un autre enfin, emportant avec les ongles une écroüelle, déchira & enleva le nerf recurrent, & priva son malade de la voix: Exemples funestes des victimes qu'on immole tous les jours à l'ignorance de l'Anatomie.

La cure du Valet de Marille est au contraire un chef d'œuvre de l'Art. Ce garçon étoit blessé à l'os de la poitrine: le Medecin ne s'attacha qu'à la plaïe aparente, son peu d'intelligence dans l'Anatomie ne luy permettant pas d'en remarquer d'autre: il conduisit la cure de sa plaïe jusqu'à la cicatrice; mais quatre mois aprés, un abscés parut; il l'ouvrit, & crut l'avoir guéry parfaitement, lorsqu'il survint une inflammation suivie d'un nouvel abscés: c'est alors que la blessure se déclara irritée de l'ignorance du Medecin dans l'Anatomie; elle éluda tous ses efforts; elle se joüa de son aveugle pratique; il ne pût cicatriser; le sphacéle étoit à l'os, & le cœur en partie découvert, manifestoit son mouvement: Une consultation donna lieu à Galien d'en découvrir la cause; il proposa l'excision de l'os: tous les Consultans en furent étonnez, pas un n'osa l'entreprendre, dans la vüë qu'il faudroit percer la poitrine; mais Galien leur fit voir que non, ſe chargea de l'operation, en remit le ſuccés & l'évenement à la Providence, n'étant pas bien ſeur de la gueriſon, parce que l'envelope du cœur étoit déja pourie : le malade neanmoins guerit parfaitement peu aprés l'operation : mais ces coups de Maître, dit Galien, n'apartiennent qu'à ceux qui ſe ſont bien exercés dans l'Anatomie. En vain quelques Medecins deſtitués des lumieres de cet Art, apliquoient des remedes ſur la main paralytique d'un homme qui étoit tombé de haut ſur le dos. Galien fut à la ſource, les transporta à l'épine, & guerit parfaitement ſon malade.

Telle eſt la ſagacité du Medecin Anatomiſte, que connoiſſant la ſtructure & les proprietés de chacun des organes, il en ſçait mieux juger lequel eſt mal affecté & par quelle cauſe; indications qui ſuggerent ſouvent & le remede d'une maladie, & la faculté d'en prédire l'évenement ; indications abſolument importantes au Medecin. Nous ne connoiſſons pas, diſoit un des Academiciens de Ciceron, l'œconomie de nos corps, l'ordre, la ſituation & la faculté des refſorts qui les compoſent : mais les Medecins qui y ont interêt, ouvrent les corps pour s'en inſtruire.

Quelque licence que ſe donnent les Arts, celle de diſſequer un corps pour connoître la cauſe meurtriere de ſa mort, ne merite point que Seneque la place odieuſement auprés de l'homicide hardieſſe du Peintre Parrhaſius: n'étoit-il permis qu'aux anciens Rois d'Egypte de diſſequer des corps pour connoître les maladies, & puiſque par ce moyen ils avoient reconnu que le ſuc de raifort étoit un remede à la phtyſie du cœur, l'interêt de la ſanté des hommes, le ſoin qu'en prennent les Medecins, ne les pouſſe-t'il pas à cette curioſité auſſi legitime que laborieuſe.

L'Anatomie eſt au Medecin ce que la bouſſole eſt au Pilote, elle luy fournit des conjectures ſur leſquelles il régle la manœuvre & la conduite de ſon vaiſſeau fragile au milieu des tempêtes; elle guide la main d'un operateur au travers les écueils & les embuches que luy dreſſe la rencontre d'une infinité de parties qu'on ne bleſſe point impunément.

L'Anatomie eſt l'œil de la Medecine; elle luy donne du jour au travers les ombres & les traits équivoques des maladies qui trompent par leur ſimilitude.

Cet Art qui ſemble nouveau par les nouvelles découvertes dont on l'a enrichi, ne peut être que tres-ancien par ſon utilité

Il a toûjours été la Science favorite des plus beaux eſprits, les Nations les plus celebres, ou par la ſageſſe mondaine, ou par la ſainteté de leur Religion, par leur valeur ou par l'invention & la culture des beaux Arts, l'ont miſe en uſage, l'ont pratiquée.

Les Egyptiens jaloux de l'immortalité, juſqu'à vouloir la procurer à leurs corps, ne pouvant ſe parer de la mort, croioient s'en venger & en diminuer les trophées en enlevant leurs corps à la corruption par des funerailles où le mort avoit encore beſoin de medicamens. Ils mixtionnoient les aromatiques les plus purs, les plus vivifiants, en cimentoient leurs cadavres pour les ſoûtenir contre les ruines & les outrages de la pouriture dévorante.

Mais pouvoient-ils ſans Anatomie

tirer le cerveau par le nez avec un croc, mettre en sa place selon la difference des conditions, ou leur composition de myrrhe & de casse odorante, ou le cedria qui tenoit lieu, selon Pline, d'ame & de vie aux cadavres pour les conserver, *quæ defunctis pro vita sit.* Pouvoient-ils sans Anatomie évacuer les entrailles, ou par leurs clysteres, ou en incisant le ventre inferieur auprés des iles avec un couteau de pierre d'Ethiopie, laver sa capacité de vin de Phenicie, la remplir de leurs compositions, ensevelir ensuite leurs cadavres dans le nitre pendant soixante & dix jours, pour leur donner une durée égalle à celle des siécles.

Les Juifs pouvoient-ils s'acquiter dignement des devoirs de leur culte Religieux, faire une oblation décente des differentes parties de leurs victimes, sans les avoir dissequées proprement & avec art, *rité & decenter.* La Loi qui leur défendoit de toucher à des morts, n'oblige point de croire que leur dissection se terminât aux seuls animaux ; autrement auroient-ils pû connoître que ce qui rendit Jacob boiteux dans la lute avec l'Ange, étoit la blessure du gros nerf qui se distribuë à la cuisse : autrement Joseph d'Arimathie auroit-il entrepris d'embaumer le corps de Jesus-Christ. Si les Druides immoloient des hommes, comme on dit, ils ne pouvoient pas ne point avoir une grande intelligence dans l'Anatomie ; mais ce genre de sacrifice étoit un sacrifice de colere & d'aversion pour les Dieux aussi-bien que pour les hommes.

De faux préjugés ne leur auroient-ils point attiré cette calomnie. La même Nation qui a semé ces bruits dans le monde, a bien accusé les Juifs d'avoir dans leur Sanctuaire un asne pour l'adorer. La même autôrité qui a aboli le culte des Druides, a bien interdit aux Juifs l'exercice de leur Religion, & même suprimé l'étude des Mathematiques. N'y a-t'il pas plus d'aparence que les Druides s'ocupant par leur profession à dissequer des morts, ont donné lieu de croire qu'ils immoloient des vivans : ils avoient non seulement soin des choses sacrées, ils étoient encore des Medecins, selon Pline, *hoc genus Vatum & Medicorum*, & selon Cæsar, ils s'aps'apliquoient à l'étude des choses naturelles.

La guerre marque encore mieux l'antiquité de l'Anatomie par le besoin que les armées ont toûjours eu de la Chirurgie. La guerre est presque aussi ancienne que le monde ; la discorde la fait sentir à toutes les Nations : mais il n'en est point qui s'y soit tant signalée que les Grecs. Cette Nation la plus polie, la plus sçavante & la plus ingenieuse, joignoit à ces qualitez beaucoup de valeur & d'amour pour la liberté. Sa liberté enviée & attaquée par d'ambitieux voisins, elle avoit toûjours les armes à la main pour la deffendre ; elle étoit souvent dans les combats, d'où elle ne sortoit que couronnée de lauriers & couverte de plaies & de sang ; intrepide dans les perils, elle n'en ménageoit pas avec moins de soin son illustre vie aprés le combat, où le Dieu Mars avoit ses Arcenaux, Æsculape avoit aussi les siens. La Medecine armoit toute son industrie pour disputer à la Parque les glorieux restes qui ne lui étoient échapés que d'une maniere à craindre qu'ils ne fussent encore sa proie violente & prématurées. Pour détruire les perilleux effets des mains homicides du fer meurtrier des ennemis ; les Grecs avoient parmi eux la main salutaire, le fer officieux de la Chirurgie. L'époque la plus celebre de cette partie de la Medecine est le fameux Siege de Troie. L'art de guerir eut ses Heros comme l'art Militaire. Les Podalyres & les Machaons entrerent dans la Scene des demi Dieux par l'excellence de leur Art. Leurs Cures furent inserées dans les harmonieux recis des avantures de cette guerre ; & le Poëte qui en les y plaçant fait honneur aux Grecs d'une sage prévoiance, d'une police utile ; n'a pas oublié, pour faire paroître que leur pratique étoit reguliere & raisonnée, de la fonder sur l'Anatomie : la relation qu'il fait des blessures est toute Anatomique, & énoncée en des termes uniquement propres à cet Art.

L'Arc tomba des mains du pauvre Teucer lorsqu'il étoit prêt à le décocher, par un coup de pierre qu'il reçut du foudroiant Hector ; il en fut blessé à l'épaule, directement à l'endroit où la clavicule separe le col d'avec la poitrine ; blessure mortelle, dit Homere ; le nerf fut rompu de la violence du coup, & la main en perdit le mouvement à l'endroit du carpe.

Ænée eût une espece de fracture avec luxation à la cuisse, par un coup de pierre qu'il reçût du robuste Diomede ; cette pierre frapa l'ischion à l'endroit où l'os de la cuisse s'emboëte dans la cavité de l'ischion, qu'on nomme cotulé ; cette cavité fut fracassée, & les deux tendons rompus.

Il est donc constant que l'Anatomie a toûjours servi d'élemens à la Medecine : mais il faut avoüer que pendant que la Medecine étoit dans la famille des Asclepiades, l'Anatomie n'y étant enseignée que par tradition & en particulier, elle n'étoit que brute, confuse & sterile ; elle n'avoit pas reçû assés de coups de couteau pour ouvrir son sein fertile en connoissances & en découvertes : l'Anatomie veut être libre & publique, pour exciter les curieux à la cultiver avec émulation : & au contraire, dans ces premiers tems, de foibles scrupules, un horreur puerile des dissections humaines, la réduisoit à n'être pratiquée le plus souvent que sur des bêtes ; il lui falloit le regne victorieux d'un Prince sçavant au dessus des foiblesses populaires, pour l'affranchir de cette contrainte.

Il n'a pas tenu à Alexandre le Grand qu'elle n'aye fait de grands progrés sous son regne : Ce Roi en conquerant l'Univers, sembloit aussi avoir envie de conquerir la Nature : passionné pour tout ce qui étoit sublime & merveilleux, il voulut connoître les differentes proprietés des animaux. Aristote fut commis à la recherche : l'histoire des animaux & leur generation en fut le fruit. Cette histoire porte le nom d'Aristote ; mais le projet est d'Alexandre le Grand, & l'on connoît à ce projet qu'il est d'un genie qui n'en faisoit point de mediocre : projet qui sera toûjours un magnifique monument de la belle ambition de ce Roi, qui donna prés de deux millions pour être emploiés à son execution : execution qu'Aristote auroit renduë plus parfaite, s'il ne s'y fût point tant glissé d'erreurs touchant l'Anatomie de l'homme, parce que ce Philosophe n'en avoit jamais dissequé.

L'Anatomie tomba en de meilleures mains sous les premiers Ptolomées : Ces Princes en succedant à une portion de l'Empire d'Alexandre, succederent à toute son inclination pour les Sciences. Le Philadelphe mit toute sa magnificence à assembler par les soins de Demetrius Phalereus cette fameuse Bibliotеque d'Alexandrie, où la Bible sainte de la Version des Septantes tint un rang si considerable; où les œuvres d'Hyppocrate furent aussi placés avec honneur par ordre d'Evergetes: mais ce qu'il y a de moins indifferent à nôtre sujet, c'est que l'Ecole d'Anatomie ne fut pas plûtôt ouverte dans cette illustre Ville, qu'Erophile & Erasistrate ocuperent leurs mains laborieuses, leur couteau subtil & ingenieux à débroüiller l'Anatomie, à la tirer du chaos & de la confusion: peu s'en fallut même que les veines blanches qu'ils trouverent dans le mesentere, ne fussent déslors apellées veines lactées: tant il est vrai que la fortune de l'Anatomie dépend de la protection qu'un grand Prince donne aux beaux Arts.

La Providence qui donne de ces Princes de tems en tems à la Terre pour la gouverner heureusement, fait presque toûjours naître en même tems de rares genies qui ont des talens extraordinaires pour cette Science.

Marc Aurele gouvernant l'Empire avec toutes les vertus civiles & militaires; on ajoûte, avec toute la sagesse & la moderation d'un Philosophe. Galien parut àla Cour avec admiration l'Anatomie commençoit à prendre faveur dans Rome par les travaux de Marinus; mais Galien s'ocupant sans relâche à la cultiver & à la perfectionner, il la mit si fort en vogue, que le Préteur Sergius Paulus; que Boethus qui avoit été Consul; que Severe qui l'étoit alors, & qui fut depuis Empereur, voulurent assister à ses Leçons & à ses Demonstrations Anatomiques. Galien se sçut si bon gré du florissant état où il avoit porté l'Anatomie, que la vanité lui fit risquer son merite, en osant se mettre en paralelle avec Trajan, quoi qu'en genre different de sublime.

François Premier, qui étoit un tresgrand Prince par sa magnificence, par sa probité & par sa valeur heroïque, fut le restaurateur des Sciences jusqu'a lui negligées : il n'en eut pas plûtôt rétabli l'étude, que le docte Sylvius fit refleurir l'Anatomie, tant par la dissection, que par des écrits qu'on traite d'incomparables. Charles Quint & Philippes Second, si habiles dans l'intrigue, si fameux par leur politique rafinée, si puissans par les découvertes du nouveau monde, ne firent choix de Vesale, que parcequ'il excelloit dans l'Anatomie : ce fut sous leur auspice qu'il reforma cet Art, & donna l'exemple à Fallope d'en bannir les erreurs.

Henry le Grand, digne de ce titre, parce qu'il acquit par la conquête un Royaume qu'il meritoit par la justice & par ses vertus Roialles, honora Dulaurent de son attention aux discours qu'il fit sur l'œconomie de l'homme ; ce grand Prince s'étant même fait un plaisir singulier d'examiner la structure admirable du cœur, des oreilles & des yeux.

Si le Regne de Loüis XIII est illustre par les grandes actions du Ministre pour abattre les ennemis de l'Etat & de la Religion, le sublime de ses actions aiant été jusqu'à employer l'art contre la nature ; jusqu'à imposer une digue à un élement qui n'en avoit jamais reçû que de Dieu : Ce tems est encore merveilleux par les excellens Philosophes & Anatomistes.

Gassendy & Descartes se signalerent par la singularité de leurs systémes, & contribuerent à l'envie, par la beauté de leurs maximes, à l'avancement des Sciences.

Riolan & Pecquet furent aussi tres-celebres, l'un par l'autôrité & la Dictature que lui acquit un long exercice dans l'Anatomie; l'autre, par les importantes découvertes qu'il y fit.

Il n'est pas étonnant qu'il ait paru tant d'Illustres : Loüis le Grand devoit regner. Le lever du soleil est toûjours précedé par une étoile qui marque sa course nouvelle, & l'aurore ne brille que pour parer l'entrée de l'astre qui la suit.

Il étoit juste que ce Prince trouvât à son avenement un peuple animé à la perfection des beaux Arts, par les routes qu'en avoient tracées ces grands hommes. Il s'agissoit, puisque Loüis le Grand devoit être le Heros de son siécle, que ce siécle fût digne de lui, & qu'il y eût une relation de merite entre les Sujets & le Prince. Mais à qui sommes-nous le plus obligés de la perfection où l'on a vû les beaux Arts s'élever sous son regne, ou à ceux qui y ont travaillé, ou à ce Prince qui les y a excités par sa protection & par les recompenses, sans parler de tous les Arts qui en laisseront d'immortels monumens, qui charmeront la posterité: Que n'a-t'il pas fait pour l'Anatomie?

il lui a fait construire de vastes Amphiteatres ; les plus habiles en cet Art ont été ses Pensionaires ; & parce que l'Anatomie de l'homme tire de grandes lumieres de l'Anatomie comparée, il leur a fourni jusqu'aux animaux les plus rares que l'on garde dans les Ménageries Roialles par magnificence & par curiosité. C'est donc à ses soins & à ses liberalités qu'on doit tous les progrés qu'on a fait dans la connoissance de l'homme, & dans l'histoire des animaux, à présent beaucoup plus parfaite : Mais pouvoit-il faire plus d'honneur à l'Anatomie, que d'ordonner qu'on en fist des Démonstrations à Monseigneur ? Pouvoit-il mieux marquer son estime & sa confiance en cet Art, que d'établir des Medecins privilegiés dans toutes les Villes du Royaume pour en faire des Leçons publiques ? Medecins qui par leurs titres, ont du raport aux Archiatres distribués dans toutes les Villes de l'Empire Grec. Saint Gregoire de Nazianze mêle cette qualité dans l'éloge de son frere Casardus ; lui faisant un honneur de ce que la qualité d'Archiatre de sa patrie lui donnoit le privilege non seulement d'y pratiquer; mais encore d'y enfeigner la Medecine. Revêtus du même Office, faifons tous nos efforts pour en remplir tous les devoirs : Il n'eft rien de plus loüable que d'obéïr au Prince, & de fervir fa Patrie.

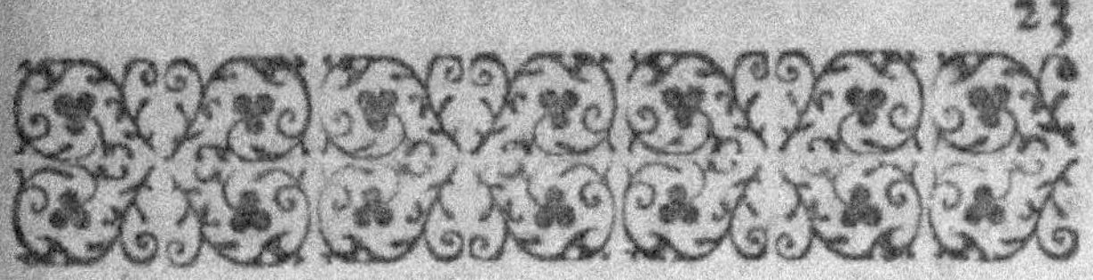

DISSERTATION SUR LA GENERATION DE L'HOMME.

ARTICLE PREMIER.

Que l'Homme n'est pas l'ouvrage des seules loix du mouvement : Qu'il est un écoulement de tout le Corps.

LUCRECE a raison de dire que la Nature a mis le sceau à bien des choses, qui nous en rend le mystere impenétrable. La formation de l'Homme est une de ces choses. Elle a toûjours évité la prise des Sçavans de tous les tems : Ce Siécle a produit d'excellens Philosophes, de curieux Anatomistes ; mais les uns par la force de leurs raisonnemens, les autres par l'assiduité de leurs observations, ne sont encore parvenus qu'à débiter des ſentimens qui cachent leur incertitude ſous les appas d'une ſingularité ingenieuſe.

Sentiment de Deſcarte

Les Carteſiens qui ſe ſont mis en reputation de faire le meilleur uſage du raiſonnement, trouvent ici leur écüeil auſſi bien que les autres : de quel ſecours leur eſt le Mechaniſme pour nous expoſer clairement l'artifice de ce labyrinthe : Conçoit-on ſans obſcurité, que dans l'agitation de la ſemence, le mouvement, à la faveur des differentes configurations & des differentes grandeurs, que les parties ont reçû dans les canaux ſeminaires : Conçoit-on que le mouvement manie ſi doctement toutes ces parties, que des organes ſi parfaits rangez dans un ordre ſi regulier, ſoient l'ouvrage de la ſeule manœuvre.

Sentiment d'Hyppocrate.

Hyppocrate ce me ſemble dit quelque choſe de plus plauſible & de plus naturel : la ſemence ſelon lui eſt un écoulement de toutes les parties du Corps, & chaque partie de cette liqueur eſt moullée au même tour que celle d'où elle s'écoule ; mais toutes ces parties étant broüillées & confuſes, elles ſe débroüillent dans l'organe de

la

la generation ; toutes celles qui ſont ſemblables s'acrochent enſemble, toutes celles qui ſont ſorties du cerveau de l'homme s'aſſemblent pour faire le cerveau du fœtus, & ainſi des autres : Tout de même que ſi on met dans une veſſie de la terre, du ſable, & des raclures de plomb, & qu'on empliſſe aprés la veſſie d'eau, tout ſe confond dans la liqueur : mais par la ſuite, le plomb ſe raſſemble avec le plomb, le ſable avec le ſable, la terre avec la terre.

lib. de genitura & lib. de natura pueri.

Ce ſentiment qui touche davantage que celui des Carteſiens, eſt improuvé, parce que cet écoulement paroît prodigieux & impoſſible : cette impoſſibilité ſeroit capable de le proſcrire, ſi elle étoit vraie : c'eſt pourquoi nous examinerons cette prétendue impoſſibilité. Il ne ſeroit pas neceſſaire de faire cet examen, ſi ce que conclud Harvée de ſes obſervations, étoit certain ; que la ſemence n'eſt point dépoſée dans le lieu de la generation, & que la conception ne ſe fait que par contagion. Ce ſentiment aproche de celui d'Ariſtote, qui prétendoit que le corps de la ſemence, aprés avoir communiqué ſa vertu à la matrice, ſe diſſipoit en fumée : mais nous allons faire voir

Sentiment d'*Harv.*

Sentiment d'Ariſt.

que l'une & l'autre opinion n'a pas de bons fondemens.

ARTICLE II.

Que la Conception ne se fait pas par Contagion.

IL faut icy donner à Harvée tout l'éloge qu'il merite; jamais diligent Anatomiste n'a plus importuné la nature par de frequentes dissections, ne l'a plus mise, pour ainsi dire, à la question, pour sçavoir d'elle-même le secret de ses operations. Dans la saison propre à la conception de certains animaux, il en a sacrifié jusqu'à l'hecatombe ; & aprés avoir mis toute son industrie à rompre le voile de la nature pour se faire jour dans son sanctuaire ; il a raporté, que dans beaucoup de biches & de daims femelles, il n'a rien trouvé dans leur organe aprés la saillie du mâle : que dans d'autres, il a trouvé dans les cornes du même organe une matiere jaunâtre, friable, & semblable à du pus.

Harvée de generatione animalium.

De ce qu'il ne l'a pas trouvée dans toutes, & de ce que cette matiere n'a pas la couleur ni les autres aparences de la ſemence, il conclud que ce n'en eſt point, & qu'ainſi la conception ne ſe fait que par contagion.

Pour bien aſſurer cette concluſion & la rendre convainquante, il auroit fallu déterminer les qualités de la ſemence du cerf: car il ſe peut que la ſemence qui eſt blanche & écumeuſe dans quelques animaux, aye d'autres qualités dans d'autres; outre que la ſemence qui a été depoſée d'un organe dans un autre, ſoufre par la fermentation de grandes alterations dans ſa couleur & ſa conſiſtance: il eût fallu encore montrer, que les biches dans leſquelles on n'avoit rien trouvé, avoient conçû, & c'eſt ce qui ne ſe peut; il y a aparence au contraire que non, puiſque c'étoit encore au tems des faillies du mâle, & que ces animaux ſont ſi chaſtes, qu'elles n'en ſoufrent plus dés qu'elles ont conçû. Refutation.

De plus, quand il ſeroit vrai qu'elles auroient conçû, la crainte de la mort dans les animaux les plus timides, peut tellement relâcher leurs reſſorts, qu'ils en ayent laiſſé couler la ſemence.

Comme le ſentiment d'Ariſtote ne ſçauroit avoir de meilleur fondement, c'est assés de refuter l'un pour refuter l'autre : passons à un autre.

ARTICLE III.

Exposition du sentiment de Van-Horne Chef des Ovaristes.

SI Harvée n'a pas réüssi à degrader tout-à-fait la semence, Van-Horne s'est bien fait plus de Partisans lorsqu'il n'a entrepris que de la faire déroger, en la réduisant à la condition de celle des volatils.

Il n'eut pas plûtôt observé que les testicules des femelles étoient un assemblage de vaisseaux qui se terminoient en des vesicules, qu'y trouvant en cela de la conformité avec les œufs de l'ovaire d'une poule ; il s'avisa d'y suposer la même vertu, & que ces vesicules étoient des œufs dans chacun desquels étoit contenuë toute la trame du fœtus, & que la semence de l'homme ne servoit qu'à l'animer.

Ce paradoxe passant sous le nom de nouvelle découverte, plût à tous ceux qui aiment la nouveauté : on pourroit cependant mettre en doute si cette opinion est nouvelle : On disputa autrefois chez les conviés de Plutarque, si tout étoit engendré d'un œuf.

Firmus y tenoit l'affirmative ; & ce, par les mêmes raisons dont on se sert aujourd'hui : ainsi les Auteurs de ce paradoxe en pourroient dire autant que la Courvée en dit du sien, qu'il est nouveau ou renouvellé : en effet, pour donner plus de poids à ce sentiment, on cite ce que dit Hypp d'une Musicienne qui en fit écouler un en dançant : Ce fait engage bien à croire que l'homme se forme d'un œuf ; mais il n'instruit pas s'il est sorti de ce qu'on apelle à present ovaire. Voions un peu de prés ces vesicules, & examinons si elles sont ce qu'on dit.

Sympos. Plutarc. lib. 2, c. 3.

ARTICLE IV.

Que les Vesicules testiculaires ne sont point des œufs.

JE trouve dabord une faute dans le parallelle qu'on a mis entre ces vesicules & les œufs de l'ovaire d'une poule : car il s'en suit de-là que les vesicules ne sçauroient être animées dans

Harv. de generat. animal.

le prétendu ovaire ; parce que ce n'est pas dans l'ovaire veritable que se fait l'animation de l'œuf ; il n'y est qu'imparfait, & il n'acquiert sa perfection, que lorsqu'il s'est imbibé de ce qu'on apelle le blanc dans les cellules spirales du processus.

On corrige ce défaut, en disant que les œufs du nouvel ovaire y sont parfaits : mais pour le persuader, il faut en doner des marques essentielles ; montrer qu'il y a dans leurs liqueurs deux substances dans lesquelles le fœtus est en relief, auquel l'autre sert de nouriture pendant un tems. Ces marques sont essentielles à tous les œufs, & à tout ce qui y est analogue. On trouve dans une graine le germe qui est la plante en petit & deux lobes qui se fondent par les esprits vivifiants de la terre, pour nourir la plante jusqu'à ce qu'elle aye étendu ses racines : on voit même sans mycroscope dans les pignons ; quelques-uns disent aussi dans les œufs clairs des poules & des grenoüilles, la chaine ou la trame du fœtus. Que conclure de là ; qu'il faut en montrer autant dans ces vesicules testiculaires, pour persuader que ce sont de veritables œufs : mais elles en ont, dit-on, la figure, & se durcissent comme eux par la coction. Ces marques sont accidentelles, & les similitudes qu'elles fondent, imposent & ne font faire que des paralogismes; car sur ces seules marques, on pourroit dire que les hydalides du foye ou de l'uterus, sont des œufs.

Pourquoi demander, dira-t'on à voir ces marques essentielles, quand on les peut justifier par les effets : donnons attention à cette preuve.

ARTICLE V.

On examine & refute les preuves des Ovaristes.

SAns examiner, diront ces Messieurs, un œuf de poule au de-là de sa coque, il sufit d'en voir éclore un poulet, pour assurer que sa matiere & sa forme y étoient contenuës : on a trouvé quelque fois des fœtus dans l'abdomen & dans les trompes : on ne peut présumer qu'ils soient sortis d'ailleurs que du testicule.

J'avouë que ces faits en seroient des preuves, s'il n'y avoit point d'autre voye d'expliquer ce phœnomene : mais n'eſt-il pas plus naturel de croire que lorſque la trompe s'eſt trouvée en certain cas fort dilatée, la ſemence vive & pleine de feu, a été pouſſée par le mouvement vermiculaire de l'uterus, d'autant plus grand, qu'il étoit alors en orgaſme ; que cette ſemence a été pouſſée ſelon le plus ou le moins d'impulſion dans la trompe ou au-de-là, où elle a formé elle ſeule un fœtus : cela eſt plus naturel à penſer ; parce que la ſemence eſt une partie eſſentielle à la conception, & on en doute à l'égard des veſicules, parce qu'il y a plus de proportion de l'uterus à la trompe, l'un étant continu avec l'autre, qu'il n'y en a du teſticule à la trompe, celle-cy n'y touchant que par l'extremité de ſes franges ; de maniere que l'ouverture de la trompe eſt éloignée d'environ trois doigts du teſticule.

Theſe de Paris. Il eſt vrai que la Theſe de Paris fait cette derniere proportion ſi grande, que celle de l'ovaire d'une poule avec l'oviduc, n'eſt pas ſi grande : mais comment cela ſe peut-il : l'oviduc tient à l'ovaire & l'embraſſe toûjours ; la trompe ne tient au nouvel ovaire que par une de ſes franges ; le reſte flote dans la capacité.

Pour résoudre cette difficulté, on fait mouvoir l'uterus de maniere qu'il recourbe sa trompe pour enveloper l'ovaire: & afin que cela ne paroisse pas trop imaginé, on dit qu'on a trouvé souvent la trompe en cet état. On ne nie point ce fait, mais on peut nier la consequence qu'on en tire. Ce fait est contre nature, & semble même être l'effet d'une maladie; puis qu'au raport de son Observateur, il y avoit tumeur & inflammation au testicule. D'une chose contre nature peut-on en faire une loy constante de la nature; car si cette tumeur étoit naturelle, on la trouveroit dans toutes les brutes: or Harvée assure n'avoir jamais aperçû de changement dans les testicules des femelles qu'il a dissequées immediatement aprés leur saillie; ensorte que dans le tems que les testicules des mâles sont si changés, que les parties genitales de l'un & l'autre sexe changent si fort, les seuls testicules des femelles ne changent point.

Harvée de generatione animalium.

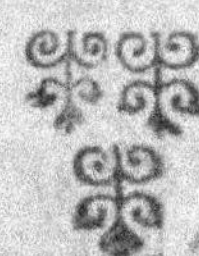

ARTICLE VI.

La semence par sa qualité & la situation des parties ne sauroit se porter jusqu'à l'ovaire pour y animer l'œuf.

DAns la vollée que l'on fait prendre aux esprits au même tems que la trompe embrasse l'ovaire, on a peine à comprendre comment cette partie de la semence se donne un si prompt essor : la semence est grasse & visqueuse ; pour s'en dégager, il faut une fermentation un peu longue, à moins d'un ferment actif qui fonde tout d'un coup la semence & lui fasse faire une ébullition aussi subite que celle de l'huile de tartre avec l'esprit de vitriol ; mais tel ferment ne se peut assigner.

Pour tâcher de comprendre cette prompte exhalaison d'esprits ; comparons l'uterus à l'œleolypile qui souffle avec impetuosité une vapeur par le côté ; les qualités de l'uterus & de la semence s'y oposent ; la semence ne se peut rarefier si promptement, & l'uterus ne sauroit être si fortement échaufé que l'œlcolypile.

Suposons enfin que cet organe se fronce, & presse la liqueur de tous côtés, & que de cette façon il est plus en état d'en exprimer le plus liquide & le plus volatil : On ne voit pas pourquoi la trompe qui ne s'aplique à l'ovaire que par l'orgasme de l'uterus, y demeure apliquée aprés : quelle connoissance la fait demeurer en cet état de contrainte jusqu'à ce que l'œuf soit détaché de l'ovaire. Cet ouvrage ne se fait pas dans un instant ; les esprits ont à penetrer une membrane fort dure, avant de s''enfermer dans l'œuf ; & je puis assurer que cet œuf est encore si fortement attaché, que ce n'est qu'à la faveur d'une nouvelle machine devinée par Graaf, que se fait cette exclusion : car on doute avec raison que ce prétendu œuf se puisse insinuer dans la trompe, si on veut que les choses soient les mêmes dans tous les animaux.

On a fait effort pour trouver un passage du testicule d'une haze dans les cornes de son uterus, le souffle ni grand ni mediocre ne passe point du testicule dans la corne ; les extrémités même des cornes sont faites de maniere qu'elles n'ont point de commerce avec les testicules ; elles se terminent en vrais culs de sac. Je dirai de plus, qu'aprés avoir fait cuire, comme le disent les Ovaristes, les testicules d'une haze; je n'y trouvai pas la moindre trace d'un œuf; toute la substance ne paroissoit qu'un tissu de vaisseaux: structure bien differente de celle des testicules feminins, dans lesquelles j'ai trouvé des vesicules pleines d'eau: sur quoi donc sera fondé cet argument de conformité.

Je dirai en passant que je trouvai dans une autre haze une rare marque d'hermaphrodite, elle avoit prés de sa nature une verge assez longue, un peu carthilagineuse, sur tout vers son origine, laquelle étoit aux deux côtés des os des iles. Cette verge étoit sans testicules, & cette haze n'en avoit qu'au lieu ordinaire. Il y a aparence que cette femelle étoit une tribade, parce que ses testicules & son uterus paroissoient tous enflés de rut, & tout suitans de liqueur. Revenons de nôtre digression à une autre difficulté: les esprits qui s'émancipent de la semence, doivent enfiler également l'une & l'autre trompe; & par consequent la conception doit être toujours double; ce qui n'étant pas, on en doit rendre

rendre raiſon, & aſſigner la cauſe qui determine les eſprits à couler dans l'une plûtôt que dans l'autre.

ARTICLE VII.

Les eſprits de la ſemence ne paſſent point de l'uterus dans le ſang, pour, par la circulation venir animer l'œuf dans l'ovaire.

NOus ne ſommes pas les ſeuls à sydobre
trouver impoſſible le paſſage des devario[?]
trompes à l'ovaire. il en eſt d'entre les Ovariſtes qui conviennent de cette impoſſibilité : c'eſt pourquoi ils ont imaginé un autre paſſage.

Ils diſent que la ſemence penetre les pôres inſenſibles des vaiſſeaux de l'uterus ; qu'elle s'insinue par cette voye dans le ſang ; & qu'aprés avoir vogué ſur la plûpart de ſes canaux, l'heureux courant du ſang la mene enfin au port deſiré ; qu'elle entre dans l'ovaire, & qu'elle ſe filtre dans l'œuf le plus meur par les veſicules de cet œuf.

On apuye cette conjecture, en montrant que les accidens de la groſſeſſe s'expliquent mieux par cette voye que par toute autre : on compte ſi fort là-deſſus, qu'on donne pour certain que la ſemence fait cette route, pour ſe rendre où l'on prétend ; de même qu'il ſufit d'apliquer un veſicatoire avec les cantharides ſur les épaules, pour cauſer une ſtrangurie à la veſſie : quelle faveur veut-on tirer de cette comparaiſon. Si le ſel des cantharides circuloit par le ſang pour parvenir juſqu'à ce viſcere, il y cauſeroit une diſſolution. Il y a aparence au contraire, que ce viſcere étant preſque tout nerveux & comme monté à l'uniſſon avec les autres parties de cette nature, les cantharides agiſſans ſur les membranes des épaules, la veſſie en reſſent l'action par ſympathie : les reins maltraités dans la nephritique, communiquent leur affection à l'eſtomach, & ce par le moyen des nerfs. Il n'en faut donc point alleguer d'autre, pour expliquer les accidens dans la groſſeſſe : la nauſée, le vomiſſement, la perte d'apétit, la peſanteur, la douleur de tête & la défaillance, ſont des affections de parties nerveuſes, leſquelles par conſequent ſont en cette occaſion ſympatiques à l'uterus, auquel la conception cauſe une alteration.

Si la semence passoit dans le sang, comme on dit, & qu'elle causât tant de symptômes, il n'y a point de femmes qui n'en dût ressentir : cependant il y en a qui deviennent grosses sans s'en apercevoir.

Nous dirons de plus, que la semence ne sauroit passer de la trompe à l'ovaire, sans risquer de tomber dans l'abdomen, parce que l'ouverture de la trompe est bien éloignée de trois doigts du testicule : l'œuf fermenté à la maniere que l'on prétend, ne sauroit par la même raison descendre dans la trompe.

A cette reflexion joignons en une autre : c'est qu'on fait agir la nature par un grand détour, elle qui n'agit que par la voye la plus courte : Pourquoi donc lui faire employer tant de machines & de travail à cet ouvrage, quelque important qu'il soit : la manœuvre la plus simple est toûjours la plus digne d'elle : c'est une ouvriere dont la magnificence ne consiste pas dans le nombreux appareil de ressorts ; elle ne se sert pour operer ses plus grandes merveilles que des instrumens les plus simples & les plus seurs : quoi cependant de plus composé dans l'une &

l'autre explication des Ovariſtes, que de lui faire mettre tant de choſes en œuvre ? quoi de plus imprudens, que de la faire agir d'une maniere ſi expoſée aux hazards de ne point reüſſir.

ARTICLE VIII.

L'homme ſe forme d'un l'œuf; la ſemence de l'homme eſt cet œuf, parce qu'elle en a les qualités.

IL y a cela de bon dans le ſyſtéme des Ovariſtes, qu'il épargne à l'eſprit le travail ingrat & inutile qu'il ſouffriroit à rechercher autrement le ſecret de la formation de l'homme. Qu'on employe la mechanique la plus ſçavante, aprés l'avoir encore ſecouruë de la vivacité de ſon imagination pour penetrer par ſon moyen ce myſtere : ſes reſſorts les plus actifs ne ſemblent toûjours qu'impuiſſans & improportionnés à la production d'un ſi bel ouvrage.

Mais mettons cette production au même rang que celle des autres corps : un œuf met auſſi-tôt l'eſprit hors d'intrigue & d'embarras, & donne par cette voye simple & generalle une idée nette de la fœcondité & de la sagesse infinie de Dieu.

Cette pensée est d'autant plus juste, qu'elle est certifiée par les observations; celle d'Hypp à l'égard de sa Musicienne; celles que l'on fait encore tous les jours, nous aprennent que l'homme se forme d'un œuf. Ce n'est donc pas précisément ce systéme que l'on improuve; c'est la maniere dont on l'ajuste, qui déroge trop aux maximes de la nature : pourquoi n'en pas former le plan comme elle semble nous le proposer.

On connoît l'importance de la semence; c'est la partie la plus essentielle à la conception : dés qu'elle est jettée au moule, pourveu qu'elle ait le tems d'être fermentée & couvée par l'uterus; voilà un fœtus. Qu'on objecte point avec Harvée ni avec Graaf, que la semence est inutile à cette operation : on a fait voir que cette conjecture est mal fondée. Il est constant par le raport des femmes, en cela plus savantes que nous; qu'elles ne conçoivent que lors qu'au moment qu'elles fondent toutes en delices, elles reçoivent & retiennent cette amoureuse liqueur, sans en perdre une seule goutte.

Avec cela on n'a point de preuve que les vesicules testiculaires soient des œufs : n'est-ce donc pas un fort préjugé que la semence en a le caractere ; que tous les traits du fœtus y sont ébauchés, & qu'il ne faut que le lieu propre à lui donner la chaleur & la nouriture dans la proportion ordonnée par la Providence, pour rendre sensibles les traits de cet heureux dessein.

Comme on ne compte pas beaucoup sur les qualités accidentelles, on ne dira pas la convenance qu'elles donnent à cette liqueur avec l'œuf ; qu'elle est glaireuse & gluante comme lui ; qu'elle est composée de deux liqueurs : l'une est, comme on verra, un veritable élixir de vie le plus pretieux de tous les élixirs ; en un mot, le germe : quel raport n'a pas la semence avec un œuf de poule dans la démarche que fait la nature pour l'achever : un œuf est commencé dans l'ovaire ; il roule delà dans l'oviduc ; de l'oviduc dans les cellules spiralles du processus, où il reçoit ce qu'on apelle le blanc ; il se glisse de-là dans l'uterus : & enfin ; prêt à sortir, il se revétit dans la cloaque d'une liqueur qui se durcit en cuirasse.

qualités de l'œuf en la semence de l'hôme.

La ſemence eſt ébauchée dans le teſticule ; elle coule de-là dans l'épidydime; de l'épidydime, dans le vaiſſeau déferent ; & de celui-ci dans les veſicules ſeminaires, où elle reçoit de nouveaux coups de pinceau ; & lorſque ſon orgaſme l'en fait ſortir, elle reçoit des proſtates une liqueur qui lui ſert d'envelope.

On cherche en vain dans les femmes des œufs ſubventanés : mais la ſemence que les hommes rendent dans la pollution nocturne, n'imite-t'elle pas ces ſortes d'œufs.

ARTICLE IX.

La ſemence a les qualités eſſentielles d'un œuf, on le démontre par les Obſervations.

NOus avons raporté juſqu'à preſent les preuves de convenance : produiſons-en de plus demonſtratives.

Hartſoecher & Leuvenhoch ont remarqué avec le mycroſcope dans la ſemence pluſieurs petits animaux : quelques-uns diſent en avoir obſervé des millions.

Phyſiq. d'Hart-Soecher

L'antiquité ne sauroit dérober à ces Messieurs l'honneur de cette découverte. On voit bien chés Plutarque qu'un jeune homme rendit avec beaucoup de semence une petite bête veluë & munie de plusieurs pieds, laquelle s'enfuit fort vite.

Plutarci sympos.

Ce phœnomene étant contre nature, n'a rien de commun avec celui de ces Mrs, lequel est fort naturel : car ils ont observé de ces animaux non seulement dans la semence des hommes ; mais encore dans celle des oiseaux, qu'on ne peut soupçonner d'être corrompuë.

Il y en a qui disent que ces animaux sont autant d'hommes, qui dans la chaleur de l'action, montent à l'envi, & escaladent l'ovaire, & que s'empressans tous à se loger dans le premier œuf, il n'y en a qu'un qui a le bonheur de s'y établir & de le rendre fœcond, pendant que les autres meurent à la porte.

Dans leur premiere pensée, ils semblent être favorisés d'Hartsoccher, qui dit que ces animaux seminaires, ont la figure de grenoüille : le reste de la Scene paroît bien rêvé. Ces animaux seminaires feroient ainsi l'office du *culex ficarius* : l'homme seroit à la femme ce que le figuier sauvage est au figuier franc.

D'autres disent, & sont en cela plus judicieux, que cette multitude presque infinie de petits animaux, ne sont que les parties d'un animal; lesquelles, étans comme on sçait dans ce nombre & dans une forte agitation, semblent être autant d'animaux. Harvée voiant l'uterus se mouvoir comme par un instinct particulier, dit que c'étoit un animal dans un animal : ainsi toutes ces parties qui ne sont unies que par des filets imperceptibles, paroissans se mouvoir par un mouvement propre, on peut bien les prendre pour plusieurs animaux quoi qu'ils n'en fassent qu'un.

On a lieu de croire d'abord que ces petits animaux sont autant de tous & d'individus ; parce que, selon nôtre Observateur, ils ressemblent à des grenoüilles naissantes. S'ils n'étoient que des parties, leurs differentes configurations les devroient faire voir sous differentes figures : mais comme, selon le même Observateur, dans les semences des hommes & des quadrupedes, les animaux seminaires ont la même figure, quoi que les uns & les autres ayent differentes formes : aussi les parties d'un tout, quoi que de differentes configurations, peuvent faire à la vûë la même illusion.

Quoi qu'il en soit, il est constant par cette découverte, que la semence contient formellement le fœtus. Que si on dit que cet animal peut ne pas couler de source, & n'être pas le même que celui qui naît de la femme ; le fait de Plutarque pouvant donner lieu à ce doute, ce doute a été prévenu & resous, en disant qu'au raport de son Historien, ce fait est l'ouvrage d'une maladie ; & que la corruption de la semence en a fait dégenerer le fruit : mais il n'en est pas de même de nos petits animaux seminaires, puisqu'on les observe dans des semences qu'on ne peut soupçonner de corruption : il faut qu'ils soient naturels & de même espece que la souche.

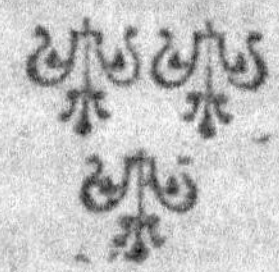

ARTICLE X.

On acheve de convaincre que la semence est un œuf, par un fait qui ne permet pas d'en douter.

JE croi qu'on ne sauroit dire à present que la semence n'est qu'un simple ferment ; c'est ce que Borelli, quoi qu'Ovariste, mais d'un esprit juste & accoûtumé aux Demonstrations, n'a pû s'empêcher de reconnoître, avoüant que la semence ne sauroit être qu'un corps organisé, un automate vivant, fondé sur ce que Malpighi n'a trouvé la chaine du poulet que sur les œufs ensemencés par le coq, & qu'il n'en a jamais observé sur les œufs clairs ; les seules lumieres de la nature, dit Borelli nous aprenant encore par le mouvement épileptique qui accompagne l'effusion de la semence, qu'elle est tirée de toutes les parties du corps ; qu'elle est, pour ainsi dire, une râclure de tous ses organes : elle n'est donc pas un ferment homogene ; elle est composée de deux liqueurs ; l'une vient des testicules,

cap. 14. de gener animal. part. 2. de motu animal.

& c'eſt en elle ſeule que le mycroſcope découvre l'animal ſeminaire ; il n'en découvre point dans la liqueur groſſiere des proſtates. Se trompera-t'on de dire que ſi l'une eſt le germe, celle-ci lui ſert non ſeulement d'envelope, mais encore lui fournit la nouriture & ce qu'on apelle le placenta. N'oublions pas pour confirmer cet uſage, le fait de Monſieur de Saint Donat. Il y a quelques années qu'il remarqua dans une groſſe tumeur du ſcrotum qu'il avoit extirpée, une maſſe compoſée de chair tres-ſolide, & d'os tres-durs, contenuë dans un arriere-faix, avec beaucoup d'eau.

Lettre de S. Donat.

D'où viennent cette chair & ces os? n'eſt-ce pas du germe? d'où viennent le placenta & ces eaux? n'eſt-ce pas de la liqueur des proſtates? d'où vient enfin tout le fœtus? ce fait important ne convainc-t'il pas qu'il eſt tout contenu dans la ſemence, & que ſon accroiſſement ſe fait dans l'œuf que forment les deux liqueurs des proſtates & des teſticules lorſqu'elles ſont jointes enſemble.

Pour éluder la conſequence de cette avanture, on dit qu'elle n'eſt pas poſſible, & que celui qui la raporte, a ſeu-

Dionis anatom.

ā seulement crû voir que la cause de cette illusion, ont été quelques matieres de diverses couleurs, qui ont fait à la vûe le même effet que font souvent certaines traces du marbre jaspé. Mais qui ne voit la vanité de cette solution : de la chair & des os sont palpables, & frapent assés fortement la vûe pour n'y point causer d'illusion. Les qualités que l'Auteur dit s'être trouvées dans la chair & les os, & la dissection qu'il en a faite, ne montrent-elles pas la vanité de la comparaison de Mr. Dionis. Disseque-t'on de simples figures aussi superficielles que celles que produisent les couleurs de marbre jaspé ; y trouve-t'on de la chair & des os.

C'est faire trop d'injustice à Mr. de Saint Donat, que de le croire visionaire dans des circonstances où on ne le peut être : le fait qu'il raporte, est en des termes si clairs, que le tour qu'on y donne n'en sauroit déguiser le sens.

Experience propre.

Lorsqu'on a trouvé un lievre impregné d'un fœtus, dira-t'on aussi qu'on a crû voir : cela se voit assez souvent, pour n'être point taxé en cela d'illusion : par quelle bizarerie de la nature s'eſt formé l'œuf qui produit ce fœtus; la femelle en tout cas n'a pû le traduire dans les flancs du mâle; la matiere & la forme de cet œuf ſont donc tirées de la ſubſtance de celui-ci. L'experience domeſtique nous aprend encore qu'il y a des coqs qui font quelque fois des œufs; & d'où peuvent ils être formés, que de leur propre ſemence.

Comme je n'ai eu connoiſſance de ces deux derniers faits que dans un âge trop indifferent pour prendre des meſures à n'en pas douter; un fait plus recent ne nous laiſſera aucun doute ni aucun ſcrupule ſur ce ſujet. Le limaçon eſt hermaphrodite : il s'acouple par ſes deux natures : en ayant rencontré ſouvent deux en cet état, je les écartai peu à peu pour les ſeparer; aprés quoi je vis filer à l'extrémité du penis une matiere composée de filets chryſtalins, leſquels s'étant étendus fort loin en faiſceau ou en cordon, ne pouvant plus ſe ſoûtenir, s'écarterent les uns des autres; & retombant enſuite les uns ſur les autres, formerent une toile tres-fine : d'autres fois, vers le milieu de ce même cordon, j'ai trouvé un petit corps envelopé de membrane de la forme d'un grain de bled, mais de deux tiers moins gros. Que pensera-t'on de cette faculté de la semence à former des membranes, de cette maniere d'œuf qu'elle contenoit ; c'est cependant de l'organe mâle qu'elle alloit être déposée dans l'organe femelle.

Achevons de nous convaincre par-là que le veritable œuf est la liqueur que dépose l'homme dans l'uterus, pour y être couvée, afin que la chaleur & le ferment de cette partie en fasse vegeter le germe.

ARTICLE XI.

L'homme ne peut être formé de la semence que quand elle est déposée dans l'uterus.

Paracelse s'est vanté autre fois de faire éclôre un homme de la semence, en la faisant digerer pendant un nombre de jours dans du fumier moderément chaud. Paracelse lib. I. de rebus natural.

La circonstance qui a donné lieu à l'avanture susdite, nous aprend bien que la jonction des deux liqueurs seminaires, est une loi qui oblige la nature de travailler à la production du fœtus. Le malheureux Sujet de cette Scene, ayant pris quelques libertés avec une Dame, ces liqueurs furent émuës & excitées à s'unir pour sortir: mais cet amant n'en étant point venu à l'action, elles resterent au milieu de la carriere: la nature fit alors tous ses efforts pour agir sur son plan ordinaire; elle fit ce qu'elle pû de preparatifs; il n'y a pas jusqu'aux arteres spermatiques qui firent la fonction de vaisseaux umbilicaux: mais ce n'étoit pas encore assés, il lui en falloit bien davantage pour achever son ouvrage: c'est pourquoi il demeura imparfait; & cela est une preuve, qu'il n'y a que l'uterus, où le fœtus puisse recevoir une parfaite animation.

ARTICLE XII.

On explique comment les parties de la semence se dévelopent & croissent dans l'uterus.

CE n'est que dans l'uterus que les parties de la semence puissent se déveloper, & representer par-là un fœtus ; parce que c'eſt dans lui-ſeul que ſe trouvent la chaleur vitale & le ferment, dont les eſprits vivifians penetrent au travers de l'œuf, circulent dans les canaux du petit animal, & lui font pouſſer ſes petites racines, c'eſt-à-dire ſes vaiſſeaux juſqu'au placenta. Qu'arrive-t'il alors ? la compreſſion que fait d'abord l'uterus ſur les canaux du placenta, en pouſſe la liqueur ſeminaire vers l'embryon pour le nourrir ; les glandes de la matrice, dont la chaleur a réſous le reſſort, ſe trouvant au niveau des canaux du placenta, y diſtille un ſuc qui l'écuſſonne avec un endroit de l'uterus. Dans cette diſpoſition ; le ſang, à meſure que l'uterus ſe dilate, entre peu à peu dans les canaux de l'arriere-faix, & rempliſſant les eſpaces que la liqueur ſeminaire a laiſſée vuides dans ces tuyaux : au lieu de petites parties molles & delicates, qui donnoient à ces tuyaux la même qualité, il y met des parties plus fermes, ce qui les affermit : enfin le ſang, qui en continuant toûjours d'entrer peu à peu dans ces canaux, chaſſe devant lui la liqueur ſeminaire ; à proportion qu'elle ſe conſume pour la nouriture de l'embryon, il entre aprés elle par le même chemin dans les canaux du fœtus, & y produit le même effet qu'au placenta; il lui donne une nouriture plus robuste, il le rend plus ferme & plus vigoureux; & à force de circuler ainsi de la mere dans le fœtus, & du fœtus dans la mere, il aide à lui donner l'acroissement.

D'ailleurs, l'eau dans laquelle nage le fœtus, sert à en perfectionner le dehors; car non seulement elle sert à diminuer de son poids, pour ne point fatiguer les racines par lesquelles il tient à l'uterus; non seulement elle sert à le rendre moins vulnerable aux commotions que peut recevoir cette partie; mais elle sert encore à tenir souples les fibres de ce corps delicat, afin que la circulation les maniant aisément, elle lèche ce qu'il y a de trop en certains endroits, & repare ce qui manque en d'autres: ainsi croît & se polit le corps de l'animal dans l'œuf, pour paroître, quand il en est éclos, sous la forme de son espece.

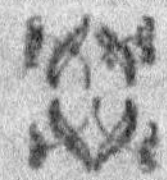

ARTICLE XIII.

Nouvelle explication de ce que sont les testicules & les trompes.

APrés avoir démontré que l'œuf dont l'homme se forme, est de l'homme même : on demandera quel est donc le sort des testicules feminins ; à quoi sert leur apareil, si ce ne sont pas des ovaires ? Je demande à mon tour, pourquoi les prostates des hommes ne sont pas des ovaires ? ils en ont la même aparence ; ils ont dans leur substance des glandes & des vesicules remplies d'une liqueur glaireuse. S'il faut juger de la fonction des parties par le raport qu'elles ont dans leur apareil, les prostates n'étans ainsi faits, que pour filtrer une liqueur pour certain usage ; on en peut dire autant des testicules feminins : les glandes qu'on y trouve, sont autant de becs d'alembic, & les vesicules sont les petits balons dans lesquels distile leur liqueur pour des usages importans : mais quels sont ces usages ? Voions ce que nous en découvrirons.

Graaf anatom. de l'hõme.

Vesale de hominis fabr.

Vesale de qui Graaf ne méprise point l'autôrité, en donnant, à ce que dit cet Anatomiste fameux de la structure des testicules des femmes, un tour favorable au party des Ovaristes. Vesale dit qu'il a trouvé dans ces testicules des sinus; qu'en aiant pressé les vesicules avec les doigts, jusqu'à les faire crever; il en saillit une liqueur aussi haut que si elle sortoit d'une source; que cette liqueur aprochoit du petit laict; elle est claire & blanche dans les filles qui sont bien reglées; elle est rousse, jaûne, trouble & de mauvaise odeur dans celles qui ont les pâles couleurs, supression de flux periodique, passion hysterique ou suffocation uterine.

C'est ce qu'il a observé dans les filles qui sont mortes de ces maladies. Ces maladies, comme on sçait, sont propres à l'uterus: Or si cette liqueur interesse tellement l'uterus, que de sa bonne ou mauvaise constitution dépendent les bonnes ou les mauvaises affections de cette partie; il me semble naturel d'en conclure qu'elle est la cause du flux periodique; lorsqu'il est vitié, il en cause la supression & les maladies qui en dépendent: donc la temperature naturelle en cause le periode;

l'observation même le dit; puisqu'en celles qui joüissoient de ce benefice, cette liqueur étoit claire & blanche, telle qu'elle est au naturel : Ce n'est pas assez que le nombre des arteres soit superieur à celui des veines; que le sang qu'elles portent roule dans des tuyaux pleins de détours; on convient qu'il faut que la fermentation le mette en orgasme : mais quel est le ferment qui donne cet instinct au sang? on ne le sçait pas encore.

Isbrand laisse à penser si le ferment n'en seroit point fourni par la rate, le foye, le pancreas, les glandes, &c. & si cette matiere ne seroit point portée de-là dans l'uterus par les arteres ou les vaisseaux lymphatiques : mais il me semble que ces parties n'ont pas plus d'office dans les femmes que dans les hommes; & que les vaisseaux lymphatiques ne sont pas destinés à porter à l'uterus; mais à reporter de cette partie au canal de pecquet.

anatom. d'Iemerbrocck.

Je meditois, il y a quelques années, sur l'origine de ce ferment. Comme les femmes ont la peau blanche & fort polie, elles en ont aussi les pôres plus serrés & moins transpirables que les hommes. J'inferai de-là, que leur flux periodique étoit un suplément de la transpiration, car en effet, celles qui ont un temperament mâle & qui transpirent à proportion, ne sont presque point sujettes à ce flux; & au contraire, il y a des hommes sujets aux hæmorrhoïdes, pendant que la plûpart le sont à une ourocrysie menstruelle.

Sanctor, static.

Les femmes étans au premier cas, qu'arrive-t'il? ce qui n'a pas transpiré, est aussi-tôt relegué vers la matrice, où le courant est plus fort qu'ailleurs, à cause du plus grand nombre d'arteres: cette matiere y est déposéepeu à peu, jusqu'à une quantité capable de preparer le sang à une effervescence qui donne lieu à ce flux. Corneille Agrippa n'étoit pas bien éloigné de cette pensée, lorsqu'il a dit, que les femmes doivent à leur flux periodique la blancheur & la netteté de leur teint.

Agrip. excel-lent. sex.

Nous venons d'exposer comment le sang est prêt d'entrer en orgasme; nous avons vû d'ailleurs la liaison que la liqueur des vesicules testiculaires a avec le flux periodique: tirons-en donc cette consequence; que la liqueur de ces vesicules fameuses, est le ferment que nous cherchions, lequel excite le periode lorsqu'il coule dans l'uterus en certaine mesure & en certain degré de qualité fermentative, pour, en rencontrant le sang disposé comme on l'a dit, le mettre en effervescence.

Si nous cherchons un canal pour l'écoulement de cette liqueur en son rendés-vous; la situation des trompes est un indice qu'elles en font l'office; le feüillage par lequel elles tiennent aux testicules, sufit pour la recevoir goutte à goutte, & la traduire dans la trompe : les rides que l'on trouve à l'entrée de ce canal semblent propres à l'épurer davantage, avant qu'elle se rende dans la partie la plus ample de la trompe, laquelle lui sert de bassin. C'est là qu'elle s'amasse dans l'interval du periode, jusqu'à une quantité qui l'oblige d'en sortir pour échauffer l'uterus, & fermenter le sang qui n'attend que cela, pour faire son déluge

Il n'est pas si constant que nôtre ferment tienne cette route, qu'il paroît vrai-semblable qu'il est la regle du flux periodique. L'un est fondé sur des faits; l'autre n'est qu'une conjecture : elle n'est pas cependant tout-à-fait gratuite. Graaf dit avoir observé au commencement, des trompes, des hydatides & des pierres.

Les hydatides ſupoſent le paſſage d'une liqueur interceptée, & les pierres ne ſe trouvent qu'au courant d'un ruiſſeau.

L'uſage de nôtre ferment n'eſt pas unique : il eſt encore cet heureux ferment, qui en fermentant les liqueurs, en fait agir le point ſaillant ; qui en mettant tout en mouvement dans l'œuf, ne laiſſe pas de ſerrer la chaine de l'animal qui eſt ſur le mêtier, & de fixer ainſi l'homme liquide.

ARTICLE XIV.

On raporte & refute differens ſentimens ſur la maniere dont l'homme eſt formé dans l'œuf.

En quelque ſens qu'on prenne le party des œufs ; on eſt également obligé de dire comment l'homme s'y eſt formé. Svamerdam croit que les hommes ont tous été d'abord formés dans leurs œufs ; & que tous ces œufs avec leurs ovaires, étoient contenus dans celui d'Eve.

Suamerdã hiſt. inſect.

Voilà bien du monde dans un petit eſpace : la terre ne pourroit contenir le nom-

le nombre presque infini d'hommes qui la doivent habiter depuis le commencement jusqu'à la fin : pour en contenir autant qu'elle peut, leur generation est successive; l'une passe pour faire place à l'autre; tous ces hommes cependant, chacun replié dans sa petite loge, & tous évelopés les uns dans les autres, étoient contenus dans l'ovaire d'Eve; cet ovaire contenant l'œuf de la premiere femme qui en devoit naître; cet œuf contenant à son tour l'ovaire, & les œufs des mâles & des femelles qui devoient naître de celle-ci; & ainsi de suite à l'infini.

Et natos natorum, & qui nascentur ab illis.

Chose admirable & bien capable d'étourdir l'imagination. En quelle quantité de la matiere divisible à l'infini, y devoient être les derniers hommes? en quelle proportion devoit être le dernier ovaire avec le premier?

En faisant cependant reflexion qu'on a découvert avec le mycroscope des animaux d'une petitesse incroyable, plus petits mille fois, disent les Mycrologues, que l'œil d'un poux ordinaire; qu'il y a des animaux qui sont habitans les uns des autres; ce que j'ai

Leven-hoech à M. Vren

aussi observé quelque fois, particulierement au grillon. Ce sentiment ne paroît point trop impertinent : si nous avons à l'improuver, ce n'est que parce qu'il supose les ovaires, qu'on a montré n'être point ce qu'on les croit.

D'autres, rapellant le Panspermion, disent que les semences de tous les corps voltigent dans l'air; que les femmes les avalant par l'inspiration ou avec les alimens, les seules semences d'hommes s'insinuent & se coulent dans les œufs par la proportion qu'elles ont avec les pôres des ovaires, à l'exclusion des autres semences qui n'y en ont pas.

Ce sentiment, quoi qu'on dise, n'a point de vrai-semblance : car si l'air est plein de semence, ces semences ne sont que de plantes, & tout au plus d'insectes : il n'y en peut être d'animaux vivipares.

Dionis de gener hominis

Un autre prétend que certaines parties en mouvement, que la figure des colatoires fait entrechoquer, se reflechissent en differens sens ; ce qui fait que les unes se placent où doit être le cœur ; d'autres où doit être le cerveau ; & ainsi du reste.

L'Auteur de cette opinion a raison

de dire qu'elle explique mieux que celle de Suamerdam , comment se forment les monstres : en effet, cela tout seul est si capable de les former, qu'il devroit dire pourquoi il ne s'en forme pas toûjours.

Les seules loix du mouvement, on l'a déjà dit , n'ont pas l'industrie de faire des parties si bien organisées ; de les destiner à des fins si sages. On a beau raporter pour exemples de leurs vertus , les figures d'hommes , de chevaux , &c. qu'elles produisent aux caves - goutieres & aux roches. On avoüe , que comme un Sculpteur se sert des loix du mouvement pour faire une statuë ; ces mêmes loix en peuvent faire autant d'elles-mêmes , lorsque les parties d'un bloc liquide qui coulent d'une roche muës en certain sens , selon les determinations qu'elles ont reçûës par les pôres de la roche , viennent à être suspenduës & arrêtées en cet état par l'air coagulant de ce lieu , les figures superficielles qui en resultent, sont à leur portée . Mais s'il falloit y faire des organes , ces loix seroient aveugles & stupides : tout ce qu'elles peuvent faire , c'est en trouvant les organes tous moulés, de les déveloper & de les faire croître. Qu'on dise que le hardi ciseau d'une ingenieuse main qui entreprit d'organiser une statuë sur le plan d'un homme au naturel, est parvenu jusqu'à la faire marcher & à lui faire digerer dans son estomach artificiel, ce qu'elle avoit mangé par un organe de même fabrique; ce nouveau Promethée ne fut point assés intelligent pour donner aux organes de son homme artificiel un tour qui pût aprocher du naturel : il n'y avoit rien de ce merveilleux artifice que l'art trouvera toûjours inimitable : il n'y avoit point de ces traits d'une haute puissance, qui chantent un si bel hymne à leur Auteur.

ARTICLE XV.

L'homme se forme dans l'œuf par un écoulement de toutes les parties du corps.

RApellons à present le sentiment d'Hypp, comme plus probable; & disons avec lui, qu'un organe en moule un autre, lorsqu'il s'en fait un extrait par un écoulement de particules qui gardent entr'elles le même rang & la même figure que les parties de l'organe duquel elles ne ſont qu'une extenſion. Les organes du corps ſont des compoſés de tuyaux entrelaſſés les uns dans les autres : ces tuyaux ont une infinité de filieres où les liqueurs diſtribuent les parties nouricieres qui les rempliſſent. Dans un corps jeune, ſolide & plein de ſuc, il y a beaucoup plus de parties nouricieres que la nature n'en peut employer pour ſon acroiſſement, & pour remplacer celles qui ſe diſſipent par la tranſpiration. Qu'arrive-t'il ? Ces parties nouricieres toûjours en mouvement, toûjours inquietes à ſe placer, pouſſent celles qui garniſſent les filieres, & n'attendent pas qu'elles ſoient uſées pour prendre leurs places : on conviendra ſans doute que celles qui ſont ainſi déplacées, n'étant point uſées, ne ſe diſſipent point par la tranſpiration ; il faut donc qu'elles ayent où ſe rendre pour l'uſage dont elles ſont capables en cet état ; cet uſage eſt de former en petit, ce que ſont les organes dont elles ſont écoulées. Veut-on un exemple de cette vertu d'engendrer ſon ſemblable

Hyp. de genitura

dans les parties du corps. Lorſqu'une partie molle a ſouffert perte de ſubſtance par une plaie, ne fait-elle pas la manœuvre que nous venons de dire pour la reparer; un os n'en fait-il pas autant aprés l'exfoliation.

Ce n'eſt pas avec moins de vraiſemblance qu'on a dit qu'il ſe fait un extrait des parties modifié comme elles, lorſqu'elles ont plus de ſuc qu'il n'en faut pour leur acroiſſement.

Il eſt des plantes qui n'ont du fruit que quand la ſéve ne pouvant ſe diſſiper en de longues racines, eſt obligée de paſſer dans les tiges; elle en gonfle alors le piſtile, & ce piſtile en devient le fruit. On fume la vigne, on la taille au Printems; n'eſt-ce pas, pour en donnant à la ſéve une moindre étenduë de circulation, la faire ſurabonder dans le ſarment, & lui donner lieu de ſe changer en de plus beaux fruits, & en plus grand nombre.

Un Elephant n'eſt pas ſi fœcond que le moindre inſecte, parce que toute ſa pâture eſt emploiée à la nouriture de ſa maſſe énorme. Un inſecte, un ver à ſoie, broute jour & nuit pendant un tems conſiderable, non ſeulement pour avoir de quoi ſe filer un tombeau de ſoie ; mais encore pour former de ſa ſurabondante nouriture un eſſain prodigieux d'œufs.

Prêts à prendre party ſur la nature du germe de la ſemence, nous nous ſommes déclarés du ſentiment d'Hypp ; à cela prêt qu'il dit que les parties en ſont broüillées & confuſes ; & nous au contraire avons dit que tous les points de cet extrait affectoient le même rang & la même ſituation que les parties dont ils tiroient leur origine ; afin que ce germe envelopé de la ſemence des proſtates, & compoſant ainſi un œuf, obéït plus facilement aux loix generalles du mouvement.

Si l'on a vû quelque fois des ſpectres d'hommes, de chevaux, de moutons, &c. au deſſus des lieux où l'on en avoit enterré les cadavres. Ce phœnomene ne peut être que parce que les particules graſſes & ſubtiles qui s'exhalent dans la diſſolution du corps, tracent leur écoulement vaporeux dans l'air épais de la nuit, dans le même rang & la même figure qu'avoient les parties dont elles s'échapent.

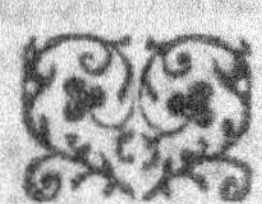

ARTICLE XVI.

Objection & Réponse.

ON objectera que si le germe étoit un écoulement universel des parties de l'homme, il ne devroit avoir que des mâles.

Voici une objection d'autant plus forte qu'on n'en sauroit trouver le denouëment : dire que de même que le ferment de certaine terre change de bon froment dans une autre espece, le ferment de la femme lorsqu'il domine fortement sur le germe, le determine à être semblable à son sexe, est une raison qui ne satisfait pas : n'y répondons donc pour le present que par des faits, sans nous charger d'en penetrer la cause ; & disons qu'il est constant par l'observation de Levenhoech, qu'il y a dans la semence des animaux femelles & mâles : Il l'assure à un celebre Academicien de Londre.

Cependant comme cette decouverte demande une subtilité de vûë peu commune, & le secours d'un curieux instrument que l'art adroit rend peut-être enchanteur, la foi en peut être affoiblie par des faits plus sensibles, qui donnent lieu à une consequence contraire.

En 1672. en Thuringe prés de Naumburg, la femme d'un Meûnier acoucha d'une fille, & n'en fut pas plûtôt acouchée qu'elle se vit grand-mere. Cette fille dans un tems où l'on ne doute point de la virginité acoucha huit jours aprés sa naissance d'une autre fille avec les circonstances ordinaires : la nouvelle fille étoit de la longueur du doigt & vivante ; mais elle mourut un jour aprés avec sa mere vierge.

Rep. des lettr.

Au raport des Anciens, les rats femelles naissent souvent avec des petits dans le corps.

Bartholin a vû dans le Cabinet du Roi de Dannemarc un œuf dans un autre.

Jean Eusebe de Niuremberg Jesuite Espagnol, assure qu'une jument fit une mule pleine d'une autre mule.

Ces faits non seulement rendent plausibles la multiplicité des êtres entés les uns sur les autres ; mais encore induisent à croire que tout l'œuf vient de la femme.

Cette derniere induction seroit beaucoup meilleure, si la nature équivoque ne fournissoit pas d'autres faits qui font un équilibre de consequences oposées.

Rep. des lettr. On a trouvé, selon Langius, un petit cerf dans le ventre d'un autre.

Et selon Julius Obsequens, deux œufs dans le ventre d'un veau.

Nous avions déjà dit qu'on trouvoit souvent un fœtus dans les flancs d'un lievre, & qu'il y avoit des coqs qui pondoient des œufs : mais ce n'est pas assés de parer à des traits par d'autres, il faut se tirer directement d'intrigue: On dira donc que ces œufs & ce fœtus, dont l'un étoit enclavé dans l'autre, doivent uniquement leur production à la semence du mâle, & que la nature par une fœcondité miraculeuse, a fait la même manœuvre, qu'elle employe pour former un fruit & son pepin; qu'elle a poussé l'extrait qu'elle fait des parties du corps, au-de-là des bornes d'une étenduë circonscripte, propre à faire un individu, & n'aiant pas par quelque hazard assez de mouvement pour les separer, elle a laissé un de ces germes au centre de l'autre.

ARTICLE XVII.

En répondant aux Objections, on tâche de rendre sensible le sentiment précedent.

ON n'a pû dire qu'on étoit du sentiment d'Hypp, sans faire connoitre que ce sentiment étoit fort ancien : il étoit en effet suivi par plusieurs Sçavants de l'antiquité, puisque Aristote le combat avec chaleur : il ne s'est pas contenté de dire comme un habile Philosophe de ce tems, que cet écoulement étoit impossible. Il a emploié tout un long chapitre à produire les raisons de cette impossibilité. Pour éviter la longueur, nous ne répondrons pas à toutes ; mais seulement aux principalles.

Arist. lib. 1. de gen. cap. 18.

Si la semence écouloit de tout le corps, toutes les parties de la semence se toucheroient & seroient unies ensemble, par consequent la semence seroit un petit animal.

Ob ect. prima.

Je ne sçais si cette consequence étoit assés ridicule en son tems, pour causer la même disgrace aux prémisses ;

mais jamais consequence ne s'est mieux accordée avec l'heureuse découverte de nos ingenieux Physiciens : il s'en faut donc bien que cette objection affoiblisse nôtre sentiment, elle le fortifie au contraire : car si la semence, selon l'observation de ces Messieurs, est animée, la semence par la converse de la consequence d'Aristote, est un écoulement des parties du corps.

Reponse

Object. 2. Si la semence écoule de tout le corps, elle doit également écouler des deux sexes, & produire deux animaux.

Reponse On répond que cet important écoulement n'apartient qu'à l'homme; mais pourquoi n'est-il pas aussi de la femme ? c'est que le flux periodique empêche la femme de se trouver au même cas que nous avons mis l'homme.

On disoit à Aristote que le fils de Chalcedon ressembloit si fort à son pere, qu'il en avoit tous les traits, jusqu'à une cicatrice que Chalcedon avoit au bras : de cette ressemblance on inferoit que la semence étoit un écoulement de tout le corps.

Object. 3. Aristote produit à son tour un fait qui semble convaincre du contraire. Helis eut commerce avec un Ethiopien ; la fille qu'il en eut ne ressembloit

bloit point à ce barbare : mais l'enfant qu'eut cette fille par la suite, étoit un vrai Ethiopien.

On répond que comme il y a de deux sortes de vrai-semblance ; l'une essentielle, qui est fondée sur la conformité de nature ; l'autre accidentelle, qui n'est qu'une conformité, par exemple, de couleur : qu'il ne s'agit icy que de l'essentielle, laquelle est toute du pere : l'autre dépend souvent de l'imagination de la mere. C'est de là qu'Helis, plus prévenuë de sa couleur que de celle de son Ethiopien, garentit son fruit de la teinture de son pere. C'est par la force de l'imagination que la fille d'Helis noircit au contraire le sien. Nôtre fameux Philosophe, aprés s'être épuisé en raisons pour prouver l'impossibilité de nôtre écoulement dans l'homme & dans les insectes, s'éforce de la prouver aussi dans les plantes. Reponse

Un arbre, dit-il, pousse par un même mouvement tous les fruits qu'il a chaque année ; ce qui ne pourroit arriver, s'il falloit que tous ces fruits coulassent de toutes les parties de l'arbre. Ce qui fait raisonner ainsi ce grand Philosophe, c'est qu'il n'a pas connu com- Object. 4.

me nos nouveaux Physiciens, que les rameaux d'un arbre ont les mêmes organes que l'arbre même ; que ces rameaux sont ainsi comme d'autres arbres ; *alia arbor in arbore*, comme dit Hypp, en sorte qu'on peut bien dire, que le fruit est un écoulement de toutes les parties de l'arbre.

physiq. de Perraut.

On dit plus, que la semence en est un écoulement : aussi on ne peut nier, que l'œil d'un écusson où tout l'arbre est en petit, est une production par le moyen du rameau, de toutes les parties de l'arbre, il se trouve dans l'œil de l'ecusson toutes les parties du rameau, & dans le rameau toutes celles de l'arbre. Il y a dans les uns & les autres écorce exterieure & interieure, parenchyme, fibres ligneuses qui portent le suc; utricules, pour le distribuer, & en reporter le reste dans la moële, vaisseaux spiraux ou trachée pour la respiration : or comme le rameau est une extension de l'arbre, l'œil de l'écusson est pareillement une extension du rameau.

Il en est ainsi de la semence d'un fruit : il y a mêmes organes dans la queuë d'une pomme que dans le rameau; les mêmes dans la pomme que dans la queuë ; & tout autant dans la semence que dans le fruit. Disons donc que toutes ces choses ne sont que l'arbre même, continué & déguisé par les differentes modalités de l'étenduë; dans la queuë, les parties organiques du rameau y sont plus pressées, plus serrées, & par consequent plus déliées : elles ne sont reduites en cet état, que pour être plus capables d'une plus grande dilatation & d'une plus grande delicatesse dans la pomme : elles n'ont été filées si delicatement dans le fruit, que pour se replier dans un plus petit peloton dans la semence. Qu'on coupe une pomme par le milieu, on y verra les parties de la queuë se ramifier dans son parenchyme ; on y verra les fibres ligneuses : & tout le parenchyme ne semble t'il pas une veritable moële. Le reste, comme trop delicat, ne s'y voit pas aisément. Quelle est la peau de la pomme? n'est-ce pas l'écorce de l'arbre parvenuë à cette delicatesse, aprés avoir été, pour ainsi dire, tannée par les differentes extensions qu'elle a souffertes dans les differentes parties qu'elle a envelopées : le parchemin où loge la semence, n'est autre chose que la partie exterieure de cette peau plus serrée, la partie interieure de cette même peau sert de tunique à la semence.

C'est ainsi que la Providence, par une admirable Magie, nous a déguisé du bois, pour nous le faire manger avec tant de douceur.

Concluons en même tems que comme la semence d'un arbre en est un écoulement; il n'est point ridicule de dire que la semence de l'homme est un écoulement de toutes ses parties; & que ce que sont les testicules à un homme, les pommes le sont à un pomier, n'y ayant guerres de difference dans leur fonction, ny dans la maniere dont ils sont composés.

Les testicules sont des replis de plusieurs petits vaisseaux d'où sort la semence; les pommes ne sont pas autre chose.

On ne doit point trouver trop dure la comparaison que nous avons faite d'une plante avec l'homme, pour rendre sensible nôtre sentiment : nous avons plus de droit de la faire qu'Aristote; puisque nous sçavons que les plantes sont composées d'organes, qui ne sont pas moins admirables dans leur fabrique, que ceux du corps humain; ces organes étans même destinés à des fonctions semblables à la nouriture, à la circulation, à la respiration, à l'acroissement & à la multiplication de l'espece.

Hom. Iliad.

Ὁίη περ φύλλων γενεὴ τοιήδε καὶ ἀνδρῶν.

Galien sur une moindre connoissance de cette analogie, ne fait point dificulté de nommer le fœtus une plante charnuë : mais ce que nous avons d'avantageux, c'est que par où nous l'avons mis en paralelle avec la plante, nous pouvons le remettre en la qualité d'animal : car de ce que la semence est un extrait de toutes les parties ; il est si naturel d'en conclure qu'elle est un animal, que même Galien le déduit aisément des principes d'Hypp. Aprés en avoir fait une exposition, il dit, que chacun peut concevoir que la semence lancée dans l'uterus, est veritablement un animal : *quod in mulieres injectum semen est, id animal esse verè quispiam dicet.* Telle est donc la nature de la semence de l'homme, qu'elle contient la matiere & la forme de l'être qu'elle produit ; & puisqu'en effet, il y a, dit le même Galien, de la proportion entre les animaux & les plantes, la na-

Galen. lib. an sit animal quod in utero est.

Galen. de semine contra Arist.

ture étant uniforme dans ses productions : il faut juger de ce qui se passe dans la generation des animaux, par ce qui se fait dans la formation des plantes, & ne pas priver les uns de la faculté qu'on donne aux autres.

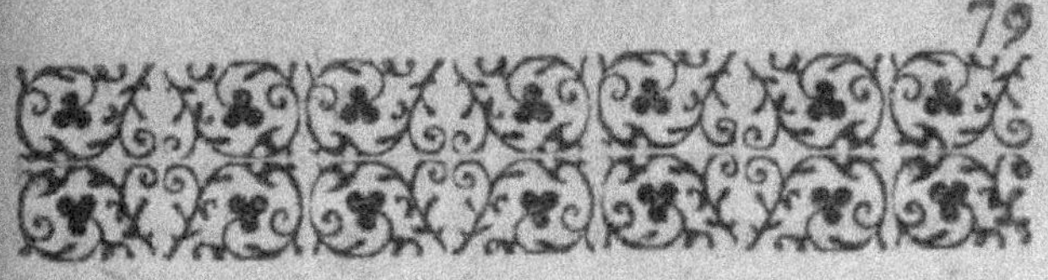

PARERGUE ANATOMIQUE

Contre la nouriture du fœtus par la bouche.

IL semble que la nature n'attire les curieux à la recherche de ses Ouvrages, que pour les embarquer dans la peine: Tout leur fruit n'est que de fournir plus de matiere aux doutes & à l'incertitude: On ne s'en aperçoit que trop; soit qu'on étudie la nature par soi-même, ou sur le raport d'autrui. Si elle presente quelques lueurs; ces lueurs s'éclypsent de même, lorsqu'on s'en veut saisir. Il regne d'ailleurs une envie de faire de nouvelles découvertes, qui n'éblouït pas sans seduire. La methode qu'on suit, c'est de marquer d'abord son dégoût pour les sentimens vulgaires: c'est cependant par eux que la nature parle quelques fois; puisque c'eſt elle qui les inſpire : On met au contraire ſouvent la nature hors de ſon poinct de vûë, lorſqu'on ne la montre que par des opinions brillantes & fardées du titre de non communes. S'il y a eu des paradoxes que leur nouveauté a fait mettre à l'épreuve, & qui n'ont été reçûs qu'à force de démonſtrations; il y en a d'autres, à qui le charme de la nouveauté donne un entier paſſe droit.

L'Inventeur d'un paradoxe, tout occupé de le mettre au jour, eſt merveilleuſement ingenieux à deviner; ſans trop interroger les parties qui ont quelque liaiſon avec l'organe ſur lequel eſt fondé ſon ſyſtéme : il leur diſtribuë les rôles qu'il croit leur convenir, pour les mettre en jeu dans ſon Operat; ſes Sectateurs n'agiſſent pas avec moins de prévention ; tout ce qui leur tombe & ſous la vûë & ſous la coupe, eſt interpreté en conformité de la nouvelle idée : ce caractere ſe fait aſſés remarquer dans les nouveaux ſyſtémes ſur l'origine & la nouriture du fœtus : Syſtémes qui ne ſont point ſi nouveaux, qu'on n'en pût trouver l'ébauche dans l'antiquité. Je ne parle point de la circulation du ſang, Harvée s'en attribuë la découverte ; quelques-uns l'accuſent d'en avoir fait un larcin à Frapaolo : ſi cela n'eſt pas, on peut du moins dire que Hypp lui en a fourni l'idée : on en voit beaucoup de traits dans ſes Ouvrages, lorſqu'il parle du ſuc nouricier, qu'il dit être porté des parties interieures aux externes, & des externes aux interieures : il n'en dit même pas moins du ſuc des plantes, qu'il monte par des veines de la racine aux extrémités de l'arbre, & qu'il redeſcend de-là dans la racine : mais je ne mets point ce paradoxe au rang de ceux que je croi dignes de cenſure : la raiſon & l'experience s'accordent également à le démontrer : arrêtons-nous aux autres qu'Harvée a inventés, ou a donné lieu d'inventer : c'eſt d'aprés lui que Van-Horne a forgé le ſien ſur la genealogie du fœtus ; on a dit ce qu'on en penſoit: Hazardons-nous d'examiner celui qu'Harvée a debité ſur la nouriture du fœtus. Les genies du premier Ordre d'entre les anciens avoient déja eu ce ſentiment : mais c'eſt en être en quelque maniere l'Auteur, que de l'avoir renouvellé, aprés un ſi long-tems qu'il étoit dans l'oubli. Harvée fondé ſur quelques phœnomémes, n'eut donc

lib. de locis in hom. de articul. de flatib. & de natura homin.

de natura pueri.

pas plûtôt adopté cette opinion, plus vieille que lui; qu'elle est devenuë l'opinion du bel air, l'opinion favorite des Anatomistes de distinction. Il y a neanmoins quelque difference dans la maniere que les anciens & les modernes ont crû que le fœtus étoit nouri par la bouche. Les modernes disent, que le fœtus environné de la liqueur de l'amnios, ne fait qu'ouvrir la bouche pour l'avaler.

Democrite & Epicure, si l'on en croit le Traducteur d'Aristote, croioient, mais mal, que le fœtus suçoit. Les Colyledons & quelques Disciples d'Asclepiade en croioient autant, au raport de Galien, Hypp n'étoit pas non plus éloigné de cette pensée, si on s'en raporte à la maniere dont il s'en explique; l'action de sucer avec les levres comprimées, suposant qu'elles s'apliquent à un corps glanduleux, pour en exprimer la liqueur. Galien qui suit presque en tout Hypp, lui attribuë de croire seulement que le fœtus devore. Il paroit par d'autres endroits, qu'Hypp croioit, que le fœtus ne laissoit pas d'être nouri en même tems par le nombril, tirant par cette partie ce qu'il y a de plus

Arist. c. 7. l. 2. de gener. animal.

Gal. an sit animal quod in uter.

Hypp de natura pueri.

doux dans le sang, & même tant soit peu de laict. Galien observe que ce dernier sentiment est encore plus ancien que l'autre: on y peut ajoûter, à condition de le prouver, qu'il est plus judicieux & moins intrigué. Galen. ibidem.

Les raisons que nous a laissées Hypp, pour prouver la nouriture par la bouche sont, 1°. Que l'homme & les animaux se déchargent de leurs excrémens, si-tôt qu'ils sont nés. 2°. Que l'enfant qui téte, si-tôt qu'il est né, ne sauroit pas téter, s'il n'avoit pas tété dans l'uterus. 3°. Harvée & ses Partisans ajoûte, qu'on trouve dans l'estomach & le bec d'un poulet qui n'est pas encore éclos, une matiere semblable à du laict coagulé, laquelle n'est pas differente du blanc de l'œuf. Harvée assûre de plus, qu'il a vû le poulet encore enfermé dans l'œuf, ouvrir le bec pour avaler ce blanc : *videmus autem pullum in ovo intrà aquam os aperire.* On trouve la même liqueur dans le ventricule des agneaux nouveaux nés, des chiens & plusieurs autres On la trouve enfin dans la bouche & l'estomach du fœtus humain. *Hypp* ibidem. Exercitation. l.8. Harvée de generat. animal. Rudbec. Barthol. Lauri.

4°. Les enfans nouveaux nés vomissent quelque fois de cette liqueur laictueuse, devant que d'avoir tété, ou rien pris par la bouche; ce qui arriva à une fille de Diemerbrocch.

Diemerbrocch anatom.

5°. Que si le ventricule n'avoit pas déjà travaillé dans l'uterus à la digestion, il ne pourroit pas en faire si promtement la fonction.

6°. Que si l'enfant n'auoit été nourri dans l'uterus que de sang par la veine ombilicale, il ne pouroit pas, sans un extrême peril, soûtenir un si prompt changement.

7°. Enfin Harvée raporte, qu'aiant mis son doigt dans la bouche d'un enfant arrêté au passage par un acouchement dificile; qu'il suçoit son doigt, devant même qu'il pût ou crier ou respirer.

Harvée exercitation. eadem.

8°. On prétend, outre cela, nous representer le fœtus dans l'action propre à avaler cette liqueur, par quelques observations de Bartholin, qui dit avoir trouvé les petits chiens nageans dans la liqueur de l'amnios; qu'ils avoient la gueule ouverte, & la langue tirée hors d'icelle: *ipsi catelli aquæ huic innatant, ore aperto, & linguis nonnihil exertis.* Je ne sçay si c'est sur cette observation que Mr. Taury se fonde, pour

Barthol. lib. de vas. thoracicæ.

pour avancer que le chien lappe dans l'uterus ; la langue de cet animal faisant, à ce qu'il dit, un canal tout-à fait creux par les replis de ses côtés & de son extrémité. Taury c. 3. de la nouriture du fœtus.

Aprés avoir demontré chimiquement la similitude des humeurs de l'amnios & du ventricule, & leur difference égalle d'avec la serosité du sang ; il en conclud qu'elles ont quelque ressemblance avec le blanc de l'œuf des volatils ; que cela étant, si on considere la facilité qu'il y a, que l'humeur de l'amnios passe par la bouche & le nés : si on considere la necessité qu'il y a d'entretenir l'ouverture des tuyaux lactés, & la capacité du ventricule & des intestins, on ne doit point douter de la nouriture du fœtus par la bouche.

Jusqu'ici rien ne paroît plus plausible ; mais j'ose avancer, que toutes ces preuves bien examinées de prés, ne sont pas assés convainquantes ; car elles ne sont fondées que sur des consequences incertaines, dont les prémisses sont équivoques.

Le meconium qu'on trouve dans les boyaux du fœtus, cet excrement qu'il rend si-tôt qu'il est né, ne peut-il être formé que d'une nouriture prise par la Examen contre la premiere preuve.

bouche ? ne ſepouroit-il pas, que les boyaux la receuſſent par une autre voye ? n'y auroit-il point quelque canal inteſtinal, qui du cordon ombilical, s'inſerât dans les boyaux, pour y décharger la liqueur propre à être convertie en chyle ? il faudroit démontrer que cette voye eſt impoſſible, & c'eſt ce qui ne ſe peut : car ce ne ſeroit pas une raiſon que de le dire, parce qu'on ne la pas vûë. On convient bien qu'il y en a un dans le chien qui fait cet office, en attendant qu'il puiſſe lapper : pourquoy n'y en auroit-il point dans le fœtus humain ; & pourquoy, s'il y en avoit pendant un certain tems, n'y en auroit-il point pendant tout ſon ſéjour dans l'uterus.

Si le tranſport de la nouriture dans les boyaux eſt donc poſſible par un autre canal que par la bouche, le meconium que rend le fœtus, n'eſt pas un ſigne demonſtratif, mais équivoque.

La ſeconde preuve n'eſt pas plus convainquante : car deux differences de tems, de lieu & de conjectures, portent-elles à conclure, que ce qui ſe fait dans l'une, ſe fait auſſi dans l'autre. Si on raiſonnoit ainſi, on ne conviendroit jamais du commencement d'une action ; elle seroit toûjours la suite d'une autre. Est-il probable que le sucement commence dans un endroit où manquent la conjoncture & l'appareil necessaires. Il n'y a point dans l'uterus de corps glanduleux à comprimer ; il n'y a point d'air qui contribuë à en exprimer la liqueur.

L'homme qui change de nouriture suivant ses differens états, la doit prendre par un organe accommodé à la conjoncture de son état; la faculté d'être nourri par la bouche, n'apartient qu'à celui auquel on joüit de la respiration ; parce que ce n'est qu'en ce tems que se trouvent les choses necessaires à la deglutation, l'air y intervient absolument par ses propres effets, & par ceux qu'il procure à d'autres machines. Sans air, une liqueur ne sauroit monter ny descendre dans un canal ; il faut que par son poids il agisse sur elle; il faut qu'il se mêle & roule avec elle, pour luy donner la flueur. Il en doit être du transport de l'aliment dans les visceres qui luy sont destinés, comme de la circulation du sang: la circulation ne sauroit se faire, si l'air mêlé avec le sang, ne roule avec lui. Que l'air s'insinuë dans le sang par les poumons, ou de compagnie avec le chyle par les tuyaux lactés, il est toûjours constant qu'il s'y insinuë ; c'est ce que j'ai connu par moi-même, curieux de foüiller quelque fois dans les entrailles des animaux, je trouvai dans un, la veine cave fort enflée par beaucoup de vent & de sang ; je pressai l'endroit flatueux, & je vis monter le vent & le sang qu'il poussoit devant lui ; de maniere que par une incision faite à la veine cave au prés du cœur, le sang sortit, & le vent se rejoignit à l'air : ce vent, n'étant qu'une portion d'air, qui n'étant plus mêlé parmi les globules du sang, avoit pris toute son expansion : ainsi afin qu'une liqueur entre dans la bouche, il faut que l'air y intervienne. On a beau dire que le mouvement de la bouche & de la langue suffit pour enlever la liqueur sans air, ce sont des machines inutiles.

Oservation de l'air dans le sang.

Experience.

L'experience nous aprend que la plus forte suction avec la bouche ou avec la pompe, ne sauroit faire monter l'eau dans un tuyau de verre où l'air n'entre pas ; mais on n'a pas plûtost r'ouvert le tuyau par en bas, que l'eau monte en la bouche de celui qui suce. Comment Lacourvée pouvoit-il donc nier que l'air ait part à cettte action : *neque enim ad hanc actionem contribuit aër.*

de nutritione fœtus paradox. pars altera.

Hypp. soutenoit ce Paradoxe avec bien moins de contradiction ; loing d'en exclure l'air, il dit nettement que le fœtus respire ; sa respiration ayant commencé dés le tems de sa conception ; sans quoy elle n'auroit pû s'accomplir.

Hypp. lib. de natura pueri.

Ce n'est pas même assés que l'air introduise une liqueur dans la bouche, il la conduit encore jusque dans l'estomach : autrement, les muscles de l'œsophage, ne feroient que de vains efforts ; la liqueur nouriciere demeureroit suspenduë ; son propre poids ne seroit pas capable tout seul de la faire descendre. On scait, qu'aprés avoir pompé du vin par le bondon d'un tonneau avec cette espece de pompe qu'on nomme une flûte, on retient le vin suspendu & immobile dans la flûte, en bouchant exactement avec le pouce l'ouverture du canal, pour empêcher l'air d'y entrer suffisamment : mais cet obstacle à son accés levé, il chasse aussi-tôt le vin qui sort avec la facilité que l'on scait. Aprés cela, n'est-il pas étonnant, qu'Harvée prétende que la li-

Harvée

exercit. de generat. animal. queur de l'amnios descende immanquablement dans l'estomach. Sur ce que ce qui est porté au-de-là de la racine de la langue, est necessairement avalé, ne se trompe-t'il pas de regler ce qu'il imagine du fœtus, sur ce qui nous arrive dans l'état de respiration. Il eût dû réflechir, que l'air entre par la bouche & les narines, par la même raison qu'il entre par l'ouverture de cette pompe, qu'on nomme une flûte, l'eau nouriciere ne pouvant outre ce, être poussée dans la bouche avec une force capable de l'y introduire, ce qu'on a démontré par la premiere experience.

L'air necessaire à la descente de l'alimét.

L'air ferment de l'estomac.

L'air a encor une proprieté, dont la digestion ne sauroit se passer; c'est que pendant qu'on cherche un levain, sans le connoître pour la fermentation de l'aliment, l'air le pourroit être; c'est un des plus grands dissolvans, & la plus forte cause de la fermentation; l'idée qu'on a de sa nature, nous en fait assés connoître la raison; il a le talent de se resserer, pour se fourer dans les pores d'un corps à demi broyé, & de se rarefier, lorsqu'il est échaufé; ainsi mêlé avec les alimens, il ne sera pas plûtost dans l'estomac, qu'échaufé par la chaleur de cet organe, il se dilatera, écartera les differentes particules de l'aliment, au travers desquelles, venant à heurter contre les parois de l'estomac, il en sera reflechi; de sorte que les molecules de de l'air, par ces percussions renvoyées au milieu de l'aliment, elles y entreront, & enresortiront tant de fois en se dilatant, qu'à la fin elles le diviseront intimement; elles le broyeront si subtilement, qu'elles le rendront liquide.

On ne prétend pas cependant exclure la salive de la part qu'elle a dans la dissolution de l'aliment. Je ne sçai si ce n'étoit point pour cet effet que Job se plaignoit d'être dans un état à ne pouvoir avaler sa salive, *nec dimittis ut glutiam salivam meam.* On reconnoit donc qu'elle y contribuë beaucoup, en ce qu'étant fort penetrante, elle est tres-propre à fourer dans les pores de l'aliment, l'air qui s'est mêlé avec elle: c'est dans le même sens que la boisson dans laquelle l'air ne manque jamais de se plonger & de se disperser, est si utile à la dissolution de la nouriture. On a quelque fois pour témoins de ce que nous avançons, les vents qu'on apelle raports; car ce n'est qu'un peu

exemple de la presence de l'air dans la fermentation.

d'air entravé dans un suc visqueux que le ventricule oblige de remonter par ses percussions.

Le même phœnomene en pareille circonstance, se fait desagreablement entendre dans l'effervescence du chyle dans les boyaux.

Enfin pour peu qu'on considere la fermentation du mou, on connêtra que l'air en est le principal agent : on voit cet élement s'élever & s'affaisser reciproquement. Lorsqu'on a bouché le bondon avant que l'effervescence soit calmée, on sçait avec quel fracas il cherche sa liberté, & avec quelle impetuosité il souffle par la petite ouverture qu'on fait pour en prevenir le desordre : comme il y a de l'air enfermé dans tous les fruits, on doit à sa dilatation causée par le feu leur coction, lorsqu'on les met sous la braise, ou qu'on les aproche du feu : on le voit quelque fois faire irruption, & sortir en fusée, par une ouverture qu'il s'est faite; de maniere que cette fusée souflant à quelque distance du feu presque éteint, elle le r'allume vivement.

Il seroit donc tres-superflu d'admettre un autre ferment que l'air pour la digestion, puisqu'on rencontre dans ſa maniere d'agir, l'idée qu'on peut avoir du ferment, tout autre n'étant qu'imaginé, & n'étant point encore tombé ſous les ſens, au lieu que l'air eſt un corps réel, qui entre veritablement dans l'eſtomac, & les inteſtins pour y produire l'effet dont il eſt capable : or de diſſoudre des alimens, ce n'eſt point une operation au deſſus de ſes forces, puiſqu'il diviſe & diſſous des corps beaucoup plus forts : ainſi nous dirons encor à cet égard, que le fœtus ne peut être nouri par la bouche : puiſqu'il ne peut en même tems avaler l'air qui eſt neceſſaire à la digeſtion. Taury ſemble en être perſuadé, puiſqu'il imagine une voye par laquelle il fait entrer dans le ventricule & de-là dans les veines lactées des parties aëriennes & nouricieres, pour la nouriture du fœtus.

Taury des humeurs du fætus chap. 4.

Si on ne convient pas qu'il ait cet employ, on doit du moins avoüer que la ſtomatotrophie ne ſauroit s'acomplir ſans reſpiration ; parce que c'eſt elle qui procure à l'eſtomac & aux autres viſceres, les mouvemens neceſſaires à la chilification, parce que c'eſt elle qui met en jeu les muſcles de la poitrine & de l'abdomen, leſquels con-

ibid. c 4.

tribuent au transport du chyle ; ce qui est si constant, que Mr. Taury fait agir les muscles de la mere sur l'amnios & sa liqueur ; afin qu'en comprimant cette liqueur, ils l'obligent de passer par le nés & par la bouche jusque dans l'œsophage : mais suposée cette voye possible, ce qu'on examinera dans son lieu, comment sera digeré l'aliment? comment sera-t'il transporté jusque dans le receptacle du pecquet ? si la respiration particuliere du fœtus, ne met pas en œuvre son estomac & ses autres visceres ; si elle ne les fait pas comprimer par les muscles de son abdomen, la pression des muscles de la mere se terminant sur l'amnios & sa liqueur.

Pour resoudre cette difficulté, on n'auroit qu'à dire avec Bartholin, que le fœtus respire & fait quelque effort de ses muscles pectoraux : ce que Bartholin ne dit qu'à demi : Hypp & Galien son Suffragant, le disent ouvertement ; le fœtus respire par la bouche & le nés ; *ore & naribus spiritum trahit.* Le Chevalier Boyle entreprenant de rendre ce sentiment plus sensible, dit, que la partie superieure de l'amnios, aprés avoir été degarnie de sa liqueur,

Hypp l. 2. natur. pueri.

Boyle experiéces physiques-mechaniques.

ſe remplit d'une ſubſtance vaporeuſe, qui fait la matiere de la reſpiration : opinion, ſelon luy, d'autant moins chymerique, que ce n'eſt point une fable, que des fœtus ayent crié dans l'uterus, que des pouſſins piôlent ſouvent dans l'œuf.

Le premier de ces faits étant tres-rare, il ne ſauroit marquer que le fœtus reſpire ordinairement ; mais ſeulement qu'il a reſpiré dans un cas propre à cet effet, mais tres-ſingulier.

L'eſpece d'air que Mr. Boyle ſupoſe dans la partie ſuperieure de l'amnios, n'en eſt point capable, non plus que celui que Sennert dit être depoſé dans les poumons par les humeurs & les eſprits, ou par la communauté de reſpiration avec la mere : cet air dans l'une & l'autre opinion eſt trop detaché ; il faut qu'il ſoit continu avec celui de l'atmoſphære, pour communiquer ſes tremouſſemens par propagation juſqu'à l'oreille. L'air des boyaux ne fait entendre ſes colliſions, que parce qu'il eſt joint avec l'externe : ainſi il a dû arriver par une cauſe peu ordinaire, que l'uterus & les envelopes du fœtus n'étant pas bien ſcellées, l'air a étendu ſon courant juſqu'au dedans de

Sennert pratiq. l. 4. part. 2. ſect. v. c. viij.

l'amnios, & a procuré la respiration au fœtus, luy donnant lieu par ce moyen de former & de faire entendre sa voix.

Diemerbroch se recrie contre la fidelité de ce fait : mais on ne risque rien de le suposer par complaisance, pour la reputation des illustres Sçavans qui le raportent. Quoi qu'en dise Sennert, ce fait est trop rare, pour être d'une consequence utile au paradoxe ; le sentiment commun n'en est pas moins constant ; & ce qu'a dit Aristote, est toûjours vray, que le fœtus ne sauroit faire aucun cry devant que d'avoir vû le jour.

Aristoteles hist. anim. l. VII. c. X.

Les choses sont toutes autres à l'égard du poulet ; le dedans de l'œuf n'est pas inaccessible à l'air, puisqu'il en soufre toutes les alterations ; il ne repugne donc pas qu'un poussin y respire.

Harvée exercit. 22. de generat. animal.

Si Harvée & plusieurs autres nous raportent que sur la fin de l'incubation, on sent le poussin respirer, qu'on l'entend piôler ; si Aristote nous dit, qu'en remuant un œuf au vingtiéme jour de l'incubation, on connoît que le poussin piôle, & que même il regarde, nous n'aurons pas de peine à les en en croire, parce que la raison s'acorde avec leur observation. Quelque soin que se soit donné Harvée pour nous asseurer de ce phœnomene, l'Imperatrice Julie auroit pû nous en rendre meilleur compte, elle qui eut la patience de couver entierement un œuf dans son sein : le poussin de cet œuf devoit mieux respirer qu'un autre ; il ne devoit pas non plus manquer de piôler, ayant été couvé si prés du caquet. Plin. c. 55. l. 10. hist. nat.

De ce que le poussin respire, il semble qu'on n'aie pas les mêmes raisons à opposer aux Observations d'Harvée, qui tendent à prouver la stomatotrophie du poussin, & par analogie, celle du fœtus humain : mais quand il seroit vray que le poussin joüiroit de la stomatotrophie, on n'en pourroit conclure par analogie celle du fœtus humain ; car n'y ayant point d'analogie pour la respiration, pourquoy y en auroit-il pour la nouriture ; d'ailleurs la liqueur qu'Harvée a trouvée dans l'estomac, & le bec du poussin, ne fournit qu'un signe équivoque : car il est possible que cette liqueur soit transportée par le canal ombilical dans les boyaux, & que de là elle regorge dans l'estomac jusqu'au bec. La même chose est encore possible à l'égard du fœtus humain, dans lequel une liqueur peut aussi-bien regorger des boyaux dans l'estomac, que dans les hommes parfaits, ausquels il arrive quelque fois de vomir ou de la bile, ou du suc pancreatique, humeurs qui ne se déchargent ordinairement que dans les boyaux J'avoüe qu'on donneroit en vain ce tour à cette Observation, si Harvée avoit veritablement vû le poussin ouvrir le bec dans la liqueur de l'œuf: *videmus autem pullum in ovo intrà aquam os aperire.*

Il est à propos de faire quelques remarques, pour en discuter la verité.

Examen de la 3. preuve.

Dans le tems que le poussin semble nager dans une eau plus claire & plus pure que le cristal,

Candida dum croceos circumfluit unda vitellos.

tous ses organes ne sont pas achevés, il ne paroit qu'un petit vermisseau, à peu prés comme ceux qu'on trouve dans les galles de chêne, qui se changent ensuite en mouches. De cette eau si claire qu'on apelle le colliquament, le poussin est d'abord nourri par des veines qui s'y dispersent, comme les fibres de la queuë d'une feüille

Harvée exercit. 21.

ſur la feüille. Le colliquament conſommé, d'autres veines ſe diſtribuent ſur la membrane de la partie la plus tenuë du blanc, & enſuite ſur la plus groſſiere ; d'autres enfin ſur le jaune, pour puiſer par degrés la matiere de la nouriture du pouſſin, à proportion qu'il croît en âge & en force ; de ſorte qu'au quatorze de l'incubation, ſes organes étant parfaits, le blanc eſt preſque tout conſommé : plus le fœtus eſt grand, moins on y en trouve ; & comme il occupe déja la plus grande partie de l'œuf, où trouvera-t'on de quoy ſoutenir le paradoxe : la poſture indolente dans laquelle Harvée convient avec Ariſtote qu'il eſt, n'eſt-elle pas un préjugé pour l'omphalotrophie : il eſt tout en peloton, la tête ſous l'aîle, & étenduë juſqu'au prés de la cuiſſe ; ce que j'ai auſſi vû moi-même : outre que toutes ces liqueurs étant envelopées de membranes, & ces membranes n'étant qu'une expanſion des veines de l'ombilic, elles ne paroiſſent ainſi diſpoſées, que pour traduire par ce canal, l'aliment dans les viſceres du fœtus ; & en effet, Harvée, aprés avoir dit nétement que le pouſſin a tiré par l'ombilic l'un & l'autre blanc pour ſa nou-

Idem exercit. 22.

riture ; il ajoûte qu'on trouve dans le ventricule une liqueur semblable au colliquament. On conçoit assez que le blanc étant échaufé & fondu par le couvement, il se dilate & se rarefie : il arrive qu étant plus pressé vers la coque, il en est renvoyé vers l'endroit où il y a moins de resistance, qui est la veine ombilicale. Si au contraire le fœtus puisoit la liqueur avec le bec, il faudroit qu'il perçât les membranes qui les contiennent, & alors il s'en feroit une confusion qui ruine entierement la fœtation.

Taury est en ce point & de meilleure foy, & plus judicieux qu'Harvée; il convient que le poulet ne peut tirer la liqueur nouriciere avec le bec ; mais il ne se trompe pas moins dans la mechanique qu'il substituë à ce défaut, pour la faire passer dans son bec ; parce que la liqueur n'est point immediatement entre le poussin & la membrane, mais plûtôt entre la coque & cette membrane : ainsi l'air de l'œuf, par son expansion, ne pouroit pas, en comprimant la membrane & la liqueur, la faire passer dans le bec du poussin : d'ailleurs le fœtus occupant la plus grande partie de l'œuf, il faudroit que l'air augmentât prodigieusement sa force elastique, pour faire monter cette eau, qui doit être plus basse que le poussin, à niveau de son bec; la plus grande partie de cette eau ayant été consommée, devant que le bec fût en état de faire sa fonction. A l'égard d'Harvée:

Y a-t'il une plus grande contradiction que de dire que le poussin ouvre le bec dans l'eau, aprés être convenu, qu'au tems qu'il est le plus en état de se servir de son bec, il est neanmoins nouri du jaune par le nombril. Nous avons vû comme lui, sur la fin de l'incubation, un poussin avoir le ventre plein du jaune qui avoit filé par le canal ombilical; & que la membrane qui contenoit ce même jaune au prés de la coque, étoit la même qui couvroit ensuite le ventre inferieur.

On scait que pendant que le poulet a le ventre ainsi plein, il ne se porte pas volontiers à picoter le grain; la Providence qui distribuë liberalement la nouriture à tous les corps vivans, jusque dans l'état où ils y pensent le moins, la proportionne à leur portée; c'est une regle qu'elle s'est faite, on en a déja touché quelques traits: c'est par une continuation de cette maxime, qu'elle fait du ventre du poulet un magazin qu'elle remplit de jaune ; ce jaune est comme un laict destiné à le nourrir, jusqu'à ce que le bec aye acquis assés de fermeté pour froisser le grain, & le ventricule assés de force pour le digerer : de-là vient qu'on trouve encore du jaune dans les boyaux du poulet, dix jours aprés qu'il est éclos, selon Aristote ; & aprés plus de trente, suivant la remarque d'Harvée, qui tombe d'acord, que le jaune est converti en chyle dans les intestins, & de-là traduit dans la porte par les veines mesenteriques, au défaut des veines lactées, qu'il dit ne se point trouver dans aucuns volatils. Je pourois asseurer le contraire, aiant eu le plaisir de les voir en grand nombre dans un coq que la maigreur fit mourir, malgré le soin que je pris de le bien faire manger, quelques heures avant sa mort. Les boyaux que l'extenuation avoient rendus tres-rouges, exhaloient l'odeur du vin que je luy avois fait avaler avec du pain ; & le mesantere étoit tout traversé de petits sillons blancs comme le laict. Il ne tient donc pas aux veines lactées, que le chyle ne fasse sa route ordinaire ; & si l'aliment est transporté dans la veine porte, ce n'est qu'au tems que les veines inserées dans le colliquament & dans la portion la plus fine du blanc, les puisent comme un sang pur, pour le décharger presque immediatement dans le cœur.

Je suis persuadé sur quelque chose de plus que la seule analogie, que cette œconomie est pareille dans le fœtus humain; d'où l'on peut comprendre pourquoi quelques nouveaux nés sont quelques jours sans téter; pourquoi d'autres vomissent une liqueur laiteuse devant que d'avoir tété; un enfant naissant, qui est encore farci du suc laiteux qu'il a reçû par le canal intestinal de l'ombilic dans ses boyaux, n'a pas besoin de chercher de nouriture que celle-ci ne soit consommée. Dés qu'on a coupé le nombril à un enfant en cet état, le cercle tendineux se rabat avec une force sem blable à celle d'un batoir sur les parties interieures, presse le suc laiteux des premiers boyaux, & l'oblige de monter dans l'estomac: l'irritation de la plaie qui se communique jusqu'à ces parties, y concourant aussi; ce phœnomene que Diemerbroch dit être arrivé à sa fille, aiant plûtôt cette source que celle que cet Anatomiste luy

Examen de la 4. preuve.

attribuë, il ne peut être une preuve de la ſtomatotrophie.

Un autre reſultat de cette explication, c'eſt que quand il ſeroit vrai que le ventricule auroit déjà fait ſa fonction dans l'uterus, ce ne ſeroit pas une conſequēce que la bouche lui en aye fourni la matiere.

Examen de la 5.e preuve.

Une autre fauſſe conſequence fait toute la preuve du prétendu office de cet organe : on dérive la facilité qu'il a de digerer ſi promptement aprés la naiſſance, de l'habitude qu'il s'en eſt faite dans l'uterus; mais il s'en faut bien qu'il en ſoit la cauſe; l'eſtomac ne peut digerer en ce lieu; parce que les cauſes principales y manquent (l'air & la reſpiration) elles ſont au contraire ſi preſentes à la naiſſance, qu'elles ne manquent point d'y produire ſubitement tous leurs effets ſur un aliment, comme le laict, dont la diſſolution & la precipitation ſont ſi faciles, que l'air les opere tout ſeul en tres-peu d'heures, en certaine ſaiſon.

Je ſçai que le meconium amaſſé depuis long-tems dans les boyaux, paſſe pour une autre preuve de la coction de l'eſtomac : on a déjà diſcuté cette preuve; & je dis de nouveau, que cet excrement ne marque précisément qu'une depuration & une precipitation de chyle traduit dans les boyaux, sans indiquer d'où ; & ce n'est qu'aprés avoir observé que la disposition pour l'ordre de la nouriture étant la même dans le fœtus humain & le poussin, on juge de ce qui se passe dans celui-là, par ce qui se fait dans celui-ci : or le poussin n'étant nouri dans la coque, soit de blanc, soit de jaune, que par le nombril, on trouve dans ses intestins un excrement blanc, qu'il évacuë, même selon Aristote, devant que d'être éclos, Harvée dit que cet excrement tire sur le verd, & est semblale à celui qu'il rend aprés qu'il est éclos. Le chyle qui fait en partie la matiere du meconium, est donc transporté de dehors le fœtus dans ses boyaux, & l'on ne peut encore jusqu'ici dire qu'il aye été nouri par la bouche.

Examen de la 6. preuve.

On ne s'y sent pas plus porté par le raisonnement qui allegue le danger de prendre subitement un aliment contraire; car suposé que le fœtus n'eût été nouri que de sang par la veine ombilicale, y auroit-il un plus grand peril qu'il fût ensuite nouri tout d'un coup de lait que de n'avoir point respiré, & de respirer si-tôt qu'il est au jour: l'air ne lui est pas moins nouveau, & cependant il n'en est pas offensé; la respiration ne lui est point laborieuse, pour y être novice. Les poumons qui jusque-là ont été dans l'inaction, entrent brusquement en œuvre; & comme ils étoient repliés & affaissés sur leurs loges, ils se déployent & se dilatent à l'instant, pour s'occuper continuellement à recevoir l'air, & à en renvoyer une partie.

Ce changement est grand & sans lésion; pourquoi y auroit-il donc tant de danger dans le changement de nouriture: d'un autre côté, ce raisonnement des stomatotrophimes est tres-inutile, dés qu'on reconnoît que le sang n'est pas tout l'aliment du fœtus: d'autres canaux que la veine ombilicale ayant été découverts, pour lui porter le suc nouricier, de sorte qu'on n'est pas reduit à recourir à la bouche pour cet office.

Ce que raconte Harvée d'un acouchement difficile, semble formel & decisif: mais on remarquera que la compression que la bouche fit sur ses doigts, étoit plûtôt un serrement causé par la contrainte de l'état où se trouvoit l'enfant, qu'un ſucement; ou ſi c'en étoit un veritable, il eſt à croire que ce fameux Anatomiſte ne pût introduire ſes doigts dans la bouche, ſans faire une route à l'air qui n'abandonna pas ſes doigts juſque dans la bouche & les narines de cet enfant; ce qui donna lieu à la reſpiration, & par conſequent au ſucement; d'où on a mal conclud, qu'il eſt ordinaire dans l'uterus : c'eſt ainſi qu'on a donné dans le paralogiſme ſur des obſervations mal entenduës.

Examen de la 8. preuve.

Je n'en excepte point celle de Bartholin, s'il a vû des chiens fœtus nager dans leur eau, la gueule ouverte, & la langue tirée dehors : ce phœnomene ne depoſe pas directement en faveur du paradoxe; on en peut conjecturer diverſement, avec aſſés de probabilité, pour en rendre le ſens incertain.

La langue des chiens plus longue que leur gueule, a pû ſe trouver au-delà par une relaxation de ſes muſcles.

Ces animaux tirent la langue auſſibien pour reſpirer que pour lapper; ce qui leur arrive aprés une longue courſe, qui les a mis hors d'haleine.

Le ſens du phœnomene eſt donc vague & douteux : pour determiner celui qui eſt au gré des Modernes, Bartholin auroit dû peindre ces fœtus dans l'action propre à avaler : il eût dû ajouter, que la figure de la langue étoit changée, qu'elle étoit creuſée en canal par les replis de ſes côtés & de ſon extrémité, à peu prés comme ce que les Bateliers apellent une écoupe, avec laquelle ils tirent l'eau hors du fond de leurs bateaux ; il eût dû ajouter, que la langue ainſi figurée, étoit alternativement tirée & retirée, & même que la liqueur étoit un peu agitée.

Le lapper eſt tellement propre aux chiens, qu'ils ne ſauroient ſaiſir autrement une liqueur, & l'action du lapper ne ſauroit s'acomplir ſans ces circonſtances ; il eſt vrai qu'elles ne ſont pas neceſſaires pour lêcher, ou pour recevoir une liqueur, ſoit de même qu'une liſiere de drap qui tremperoit par une de ſes extrémités dans un vaiſſeau plein d'eau, en puiſeroit, & en traduiroit à l'autre qui n'y tremperoit pas, ſoit de même que ſans remuër la langue, lorſqu'on eſt expoſé à un broüillard, elle s'imbibe de l'humidité qui penetre par les levres, quoique fermées, & la laiſſe tomber dans l'œſophage : Si ces dernieres façons ne con-

conviennent pas au fœtus, pour tirer l'eau nouriciere, la premiere n'est pas moins inutile; sans air, l'attraction ou l'ascension d'une liqueur est impossible; & ce n'a été que par son moien, que celle que Bartholin & Rudbec ont trouvée dans le ventricule de ces petits animaux, y a pû être insinuée; suposé que cette liqueur fût tout-à-fait semblable à celle de l'amnios: Ces Anatomistes n'ont pû voir ces fœtus, sans les mettre en état de respiration, en les exposant à l'air, qui a plûtôt atteint leurs narines & leurs gueules, qu'ils n'ont jetté les yeux dessus: auquel cas, il n'est pas impossible qu'ils aient imperceptiblement puisé de la liqueur de l'amnios, de l'une ou l'autre des manieres susdites: ce qui est d'autant plus vrai-semblable, que cette liqueur étoit fraiche & recente dans l'estomac, puisqu'elle n'y étoit point changée.

Explication de l'eau du ventri. des chiens fœtus.

Quoique j'aye reconnu que le laper étoit le propre des chiens & de quelques autres animaux, il ne m'est pas moins libre de penser qu'ils ayent pû avaler la liqueur autrement: on ne doit pas mesurer l'action d'un chien en qualité de fœtus sur celle dont il est capable, lorsqu'il joüit de l'air. Je trouve un peu à redire qu'on abandonne ici la premiere maxime de juger de l'action propre à nourir le fœtus par celle qui suit immediatement sa naissance, c'est de sucer, & non pas de lapper; il se passe même du tems sans qu'il fasse cette derniere fonction; & ce n'est quaprés une espece d'émancipation qu'il l'a fait; ne seroit-ce point que la molesse de la langue, qui est un empêchement du lapper pendant l'office du canal intestinal, continué toûjours, pendant que l'animal est enfermé dans l'uterus. En vain Taury avance des marques du contraire; & lorsqu'il fonde dessus une distinction des animaux lappans, d'avec ceux qui ne le sont pas; c'est plûtôt une presomption legere qu'une veritabe observation. Le lapper ne laisse aucune trace aprés lui; la figure de la langue qui lui est destinée, n'est point permanente; elle commence & finit avec l'action: le chien replie & applatit sa langue si prestement dans tous ses traits, qu'on ne s'en aperçoit presque pas: mais cette mechanique n'apartient qu'aux chiens respirans; la soif des fœtus n'est pas assés ingenieuse pour

le lapper n'apartient pas aux chiés fœtus.

donner ces tours à leur langue : *Nundum est ingeniosa sitis.*

Il ne s'agit que d'éclaircir cette assertion par une attention à ce qui cause le lapper ; on en a déjà assés dit pour le comprendre : mais sur une chose obscure, la polilogie ne sera peut être pas inutile : nôtre Langue aussi-bien que la Greque, a un mot propre à exprimer l'action du chien pour boire ; celui que les Latins emploient dans ce sens, est équivoque, signifiant aussi le lêcher, action bien differente de l'autre. Le chien ne lêche qu'une liqueur grasse superficielle, dont la prise est facile ; il lappe au contraire une liqueur qui a quelque profondeur, dont les parties sont roullantes, glissantes & difficiles à enlever, par la liaison que les filets superieurs ont avec ceux de dessous.

Lécher & lapper differens

Les animaux lappans, selon Aristote, sont ceux qui ont les dents aiguës & rangées en façon de scie ; comme le chien, le loup, le lievre, &c. le rat ne laisse pas aussi de lapper, quoiqu'il n'ait pas les dents comme les précedents.

Arist. de generat. animal. l. 8. c. 6.

Il semble par la consonance, aussi-bien que par la convenance dans le ſens, que ce mot aye été emprunté du Grec *laptein*, dont les François auroient fait par adouciſſement le mot lapper : quelques Etimologiſtes diſent que le Grec eſt formé de *lian aptein*, toucher fortement : d'autres de *la pinein*, boire d'une maniere à faire entendre le ſon, *la*; en effet, ſans voir un animal lapper, on le connoît bien au ſon; marque indubitable que l'air eſt de la partie; ce qu'on connoîtra encore mieux par les raiſons pour leſquelles ſe fait cette action.

Il me ſemble qu'un peu d'examen ſur ce qui concoure à procurer au cheval la traction de l'eau pour boire, n'aideroit pas peu à les comprendre.

Raiſon de la maniere dont boit le cheval.

On peut regarder la bouche du cheval comme un ſyphon garni d'une eſpece de piſton, qui eſt la langue; la machoire inferieure à peu prés égalle à celle de deſſus en rondeur & en largeur, eſt tres-capable de recevoir l'eau que pompe la langue, ſans la laiſſer perdre par les côtés; les narines ſont aſſés éloignées de la levre ſuperieure, pour ne point plonger : lorſque le cheval appuië les levres, ou même plonge une partie de la bouche dans l'eau pour en puiſer, cette diſpoſition cause au cheval la faculté d'apuier ou de plonger la bouche, sans mettre sa respiration en danger; l'expiration même de l'air qu'il fait sur l'endroit où il boit, n'étant pas indifferente à l'intrusion de l'eau, & l'inspiration reciproque d'un nouvel air, ne contribuant pas peu avec la machine interieure à faire môter l'eau dans l'œsophage.

Raison mechanique dans le chien pour lapper.

Dans le chien, l'ouverture de la gueule est tres-longue; la machoire de dessous plus courte que la superieure, est en même tems tres-étroite; ses narines sont trop prés de l'extrémité de la levre superieure. De cette disposition, si le chien vouloit boire comme le cheval, naîtroit un double inconvenient. 1°. la machoire inferieure ne pouroit recevoir l'eau sans la laisser perdre par les côtés. 2°. Pour supléer à l'inegalité de longueur de cette machoire, le chien ayant le col court, seroit obligé de plonger une partie de la superieure dans l'eau, & par-là il se mettroit en danger de suffocation: mais pour prevenir ce double desordre, le chien a toûjours la gueule au dessus de l'eau, & sa langue se met en canal en se repliant par les côtés & par son extrémité, à chaque fois qu'elle se retire

Origine du son du lapper.

de l'eau, dont elle enleve une portion, laquelle soufrant avec l'air des percussions contre le palais, produit le son qui fait partie du lapper.

Danger de suffocation cause du lapper.

Il est clair par ce qu'on vient d'exposer, qu'un animal ne lappe que pour se conserver l'air ; qu'une condition necessaire à cette action, est qu'il soit au dessus de l'eau & non dessous : car en faisant abstraction du danger de suffocation, suposons le chien immergé dans l'eau, je dis qu'il ne poura lapper, parce que la langue ne poura s'y donner la figure necessaire, cet organe plat ayant à vaincre la resistance d'un trop grand volume d'eau qui s'oposera à sa replication ; difficulté qui ne se trouve point lorsque la langue n'a qu'à couper une surface d'eau proportionnée à sa force.

Ajoûtons que cette eau sera contiguë à l'air ou ne le sera pas ; si elle y est contiguë, elle entrera necessairement dans la gueule du chien sans y être attirée par la langue ; s'il n'y a point d'air, l'eau n'y sauroit entrer, quelque manœuvre qu'employe la langue.

Experié. de physique.

Il est d'experience que dans le vuide le piston ne sauroit faire monter une liqueur dans un syphon.

Répetons l'application que nous avons faite du même raisonnement à l'égard du fœtus humain sur de semblables experiences qui ont même cause : quelle sera la facilité de recevoir la liqueur de l'amnios par la bouche & par le nés, lorsque la Physique nous fournit des lumieres qui nous aprennent le contraire ; lorsque l'Anatomie nous en represente encore d'extrêmes difficultés.

Le fœtus humain tomberoit dans une distension funeste ; il seroit toûjours engorgé d'aliment, il n'auroit pas de quoi en regler la mesure sur l'exigence de ses besoins ; l'intrusion de cet aliment dépendant d'une cause étrangere, violente & continuë, ce seroit la pression des muscles de l'abdomene de la mere.

Danger du fœtus dans le sentimẽt de Taury

Le remede que Taury imagine à ce mal, ne fait qu'augmenter la crainte d'une autre difficulté qui naît de son systéme : il dit que la liqueur reviendroit par les arteres iliaques dans la capacité de l'amnios : ce qui supose qu'elle ne seroit pas digerée ; défaut considerable, mais qui ne l'embarasse pas ; cette liqueur, selon luy, n'ayant presque point d'excrémens, & par con-

sentimẽt de Taury refuté.

sequent n'ayant pas besoin d'être digerée.

Il est en ce point tres-contraire à luy-même ; puisque la raison qu'il rend de la difference qui se trouve entre la liqueur de l'amnios & celle du ventricule, est qu'elle a souffert en cet organe, alteration, par le mélange des sucs salivaires & stomachiques ; ce qui est une espece de coction : en effet, il est incontestable que de quelque endroit que vienne la liqueur qui se trouve dans le ventricule des fœtus, il s'y en fait une maniere de coction, puisque l'on trouve le meconium dans les boyaux.

sentimēt de Diemerbr. refuté.

Diemerbroceh tâche de denoüer l'intrigue avec moins de contradiction, en disant que le fœtus se rend maître par le ministere de la langue, de la deglutition : mais comme il a tant été dit de fois, son service ne peut être que tres-inutile en cette occasion; le fœtus est un petit Tantale au milieu des eaux ; ses levres par leur mouvement, si elles en ont, sont plûtôt capables de faire fuir la liqueur que de la saisir :

Tantalus à labris fugientia flumina captat.

Ceux qui ont le filet, nous serviront

d'exemple que la deglutition n'eſt d'aucun uſage ; leur langue liée & captive, n'a pû être que dans un grand loiſir, pendant que d'autres canaux ont été employés au trajet de l'aliment; car comme rien noblige de croire que la nature a changé ſa route ordinaire pour eux ; il en naît cette conſequence, que la bouche n'eſt point le paſſage de la liqueur nouriciere.

Deux autres circonſtances ne ſont pas moins incommodes à la deglutition ; c'eſt que dans le tems que le fœtus nage le plus dans la liqueur, il eſt moins capable d'en avaler; les nerfs de la langue ne ſont pas aſſés fermes, les eſprits animaux ne ſont pas aſſés elaſtiques pour en procurer le mouvement, il n'y a pas d'aparence que les glandes ſoient en état de faire la ſecretion de ces eſprits, le cerveau n'étant qu'une eau claire contenuë entre les membranes : au contraire lorſque le fœtus eſt le plus en état d'avaler, par la perfection qu'a acquiſe cette organe, il s'en trouve beaucoup moins, contre-tems dangereux ; plus le fœtus auroit beſoin de nouriture, moins il en auroit, la liqueur de l'amnios diminüant à proportion de l'acroiſſe-

Etat du cerveau dans les premiers mois.

ment du fœtus ; de ſorte qu'il n'en reſte preſque plus lorſqu'il eſt proche du terme : c'eſt ce dont on convient, aprés l'avoir obſervé dans les brebis, & dans le fœtus humain. Comment donc le fœtus qui a la tête ſcituée au plus haut de l'uterus, atrapera t'il le peu qui en reſte qui ne doit plus être qu'au bas de l'uterus, & même de quoi vivra-t'il, en attendant qu'il voie le jour, au ſentiment de ceux qui diſent que cette liqueur eſt toute tarie ſur la fin de la groſſeſſe ; ce qui doit faire un eſpace de quelques jours, pendant leſquelles le fœtus ſera ſans nouriture : par quelle bizarerie, ce qui doit ôter à la liqueur la qualité d'aliment, la luy confirme-t'il dans le ſyſtéme moderne.

Aprés ces reflexions, quand la ſimilitude des liqueurs de l'amnios ſeroit vraye, ſeroit-ce un indice qu'elle auroit paſſé de l'un dans l'autre par la bouche ; n'auroit-on pas plûtôt ſujet de penſer qu'elle y auroit été portée par une autre voie : cette ſimilitude d'ailleurs n'eſt point aſſés parfaite, pour ne pas douter que la liqueur de l'eſtomac ſoit la même que celle de l'amnios.

Taury avouë que celle-là eſt un peu

plus épaisse & plus gluante que celle-cy : la raison qu'il en donne, est, que les parties les plus fluides ont passé dans les intestins : mais qui ne sçait que le propre de l'estomac n'est pas de faire cette secretion ; que c'est plûtôt d'attenuer & de dissoudre l'aliment, afin de le rendre propre à soufrir la secretion dans les boyaux ou les parties les plus fines & les plus fluides, se separent des plus grossieres : ainsi tant s'en faut que les sucs stomachiques épaississent, ils doivent au contraire diviser, & rendre les parties de l'aliment plus fluides.

Differẽce de la liqueur de l'amnios & du ventricule.

On ne doit pas attendre un autre effet des sucs salivaires, s'il est vray que le fœtus puisse fournir de tels sucs, qui exigent la presence de l'air, & celle d'un aliment plus capable de mouvoir la salive, qu'une simple liqueur qui passeroit tranquillement sans choquer le repos des glandes & des conduits salivaires.

Cette difference de la liqueur stomachique n'étant point causée, comme on le prétend, elle luy peut être propre ; & l'on peut douter avec raison, qu'elle soit la même que celle de l'amnios.

Je ne vois pas que la necessité d'entretenir l'ouverture des tuyaux lactés, & la capacité du ventricule & des intestins, emporte celle d'avaler de cette liqueur : on peut acorder l'une sans l'autre ; le suc laiteux traduit dans ces parties par un autre canal, pouvant y produire cet effet.

Proprieté de l'air pour ouvrir les cõduits.

A ce propos, il est à remarquer que quand ces canaux se trouveroient affaissés au moment de la naissance, l'air en releveroit aussi-tôt les parois ; on peut juger sur cela, qu'elle est sa proprieté, par ce qu'il fait dans les poumons, il n'y est pas plûtôt insinué, que furetant dans tous ses replis, il souleve les voûtes des vesicules, ouvre, nétoye & purge tous les conduits, secoüant avec force les plus difficiles à penetrer, jusqu'à causer la toux, l'éternuëment & l'excreation d'une matiere écumeuse; phœnomenes qui durent pendant quelques jours aux nouveaux nés.

Le meconium qui suit de prés le premier instant de la respiration, ne permet pas de douter que l'air n'en fasse autant dans l'estomach & les boyaux où il s'épanche, & dilate sufisament leur capacité, pour les preparer à re-

cevoir

cevoir l'aliment, qui prend ensuite sa route par la bouche, ce qu'un Ancien, au raport de Galien, avoit déja bien reconnu; son opinion étant, que l'air entroit dans l'estomach & les intestins en même tems qu'il penetroit par l'inspiration dans les poumons; & que comme ce n'est qu'un canal continu depuis le duodenum jusqu'au rectum; le meconium sortoit aussi-tôt par cette voye: *ventriculus enim, inquit ille Antiquus, eâ inspiratione quæ ore fit, inflatur, intestinaque & in cysaron viâ quadam diducitur.* Galien an sit animal id quod in utero est.

Il me souvient d'avoir vû dans un nouveau né qui fut tout aussi-tôt étranglé, & le cordeau encore au col, submergé, le ventricule & les intestins extrémement gonflés de vent, ou pour mieux dire, de l'air qu'il avoit avalé en naissant, *quem nascendo ebiberat*: cet air coupé par ce genre d'homicide, & n'ayant pas de liaison avec celui de l'atmosphére, se trouvant desert & comme en solitude dans ces visceres, avoit pris toute son expansion, à peu prés comme celui qui est enfermé dans la vesicule d'un poisson.

L'air cause la sortie du meconium.

L'air qui tient ordinairement à toute la masse de l'air, ne se dilate pas tant; mais toûjours il se dilate assés pour dilater les boyaux, & en faire flotter le meconium; ce qui avec l'impression qu'il fait sur ces parties, les expedie de cet excrément.

Fœtus sans tête

J'opose enfin au paradoxe, qu'on a vû des chiens, des chats & des lievres sans tête: Graaf ayant observé un fœtus de chienne sans tête qui étoit tres bien nouri; Taury n'en desaprouve pas la consequence; il la reduit seulement à dire que le fœtus doit se nourir en partie par le nombril; & que si des fœtus d'animaux lappans formés sans tête, ont été bien nouris; cela est moins surprenant à leur égard, en ce qu'aiant une quatriéme membrane remplie de suc laiteux; ce suc est transporté par un canal intestinal, ou par des vaisseaux omphalo-mesantriques aux glandes du mesentere, d'où il passe dans les veines lactées; ces glandes étant amassées pour cela par paquets. L'usage de cette membrane & de ces canaux, dure jusqu'à ce que le fœtus puisse lapper, l'amnios se trouvant alors remplie du suc nouricier.

canal intestinal vaissaux omphalo-mesénteriques

Tel est donc le privilege de ces animaux, qu'aiant une quatriéme membrane qui suplée dans les premiers

quatriéme mébrane dans les animaux lappans.

tems au défaut de l'amnios, ils peuvent ſe paſſer de la liqueur de cette derniere ; au cas que la tête vienne à leur manquer ; ſup'ément, ſelon cet Auteur, qui n'arriveroit pas ſi aiſément à d'autres animaux qui n'ont pas cette quatriéme membrane.

Tout ce raiſonnement de pure conjecture, roule ſur le prétendu lapper dans l'uterus, dont on a ſufiſamment démontré la vanité. J'acorde qu'il eſt plus rare de voir d'autres animaux acephales : c'eſt un vrai monſtre, par exemple, qu'une femme ſans tête ; Paré en cite cependant une ſur la foy de Hautin Medecin de Paris, qui l'aſſura l'avoir vûë. Ce fait eſt ſans doute une preuve que l'ombilic ſeul a fourni toute la matiere de l'acroiſſement, & ce que cet organe a fait ſans contredit en cette occaſion, il le fait toûjours : la nature ne multiplie point les inſtrumens, lorſqu'un ſeul ſuffit ; ainſi elle n'a point mis d'alternative entre l'ombilic & la bouche ; la nouriture dépend tellement des canaux ombilicaux, que venant à manquer dans les derniers tems de la groſſeſſe comme dans les premiers, leur abſence feroit entierement celle de la nutrition ; ce qu'on

Femme ſans tête

ne peut dire de la bouche, dont la privation n'a point enlevé la nouriture au monſtrueux fœtus.

Pour bien comprendre la ſuſiſance des canaux ombilicaux à toûjours nourir le fœtus, il faut en repreſenter l'œconomie, & en dreſſer un plan ſur les Obſervations qu'on a faites juſqu'à preſent ſur ce ſujet. La ſtructure du placenta & de ſes vaiſſeaux ayant été fort exactement décrite par nos habiles Anatomiſtes, il ſeroit inutile d'en tracer icy une; je ne raporterai que ce qu'il y a de plus particulier; c'eſt qu'outre les vaiſſeaux ſanguins, j'y en ai vû de blancs deſtinés à porter ou de la lymphe, ou un ſuc nouricier; ce qui me donna la curioſité d'aller à leur piſte; c'eſt que quelque tems aprés la ſortie d'un placenta, je vis à l'endroit de ſon adherence à la matrice, une ſéve blanche preſque ſemblable au ſuc nouricier, qu'il m'eſt arrivé de remarquer dans des poumons bien nouris de gens morts de mort violente: cette ſéve du placenta s'étoit renduë apparamment plus ſenſible qu'auparavant par la fermentation corruptive de cet organe: un lacis extrêmement délié & fin de petits filets blancs en fourniſſoit

tuyaux blancs du placenta.

ſuc blanc des poumons.

deſcription des tuyaux du placenta.

la matiere ; plusieurs pacquets de glandes fragiles, entre lesquels il sembloit y avoir eü quelques sinus, soutenoient ces lacis, dont les capillaires alloient insensiblement former des troncs de tuyaux un peu plats & inégaux : ces tuyaux alloient toûjours en grossissant interieurement, en aprochant de l'endroit du placenta où s'insere le cordõ.

J'ouvris de ces tuyaux, dans lesquels je trouvai un reste de liqueur blanche & claire, assés semblable à de la lymphe ; c'est pourquoi Warthon a bien pû prendre ces tuyaux pour des vaisseaux lymphatiques.

Dans les lapines, ces tuyaux sont bien plus remarquables ; il n'est pas besoin de les rechercher si profondement ; ils sont d'un blanc de laict qui rend le placenta presque tout blanc, il est aisé de juger par cette apparence, de la nature de ces derniers tuyaux ; ce qui n'est pas si facile à l'égard de ceux du placenta humain, dont la couleur aproche moins du laict que de la lymphe : neanmoins comme la lymphe, si elle est de l'uterus, doit retourner par des vaisseaux propres, de l'uterus au reservoir de la mere ; si elle est du fœtus, elle n'en doit pas sortir, mais se

tuyaux blancs des lapines.

rendre par les lymphatiques dudit fœtus à son reservoir ; il faut conclure que c'est une autre liqueur, d'autant plus qu'elle semble être puisée de l'uterus, pour être portée par le cordon vers le fœtus ; la disposition que nous avons exposée de ces tuyaux, ne pouvant donner une autre pensée ; de-là je conclus que c'est un suc nouricier émané de l'uterus ; & ce qui me confirme en cette opinion, plûtôt que le sentiment de Diemerbroech, c'est qu'à raison de la situation, il y a une grande ressemblance d'office entre ces tuyaux, & ceux du placenta d'une lapine : or on ne doute point que ceux-cy ne portent un suc laiteux pour la nouriture de cette espece de fœtus.

la liqueur blanche du placenta est un suc nouricier.

Ceux qui reconoissent un tel suc, prétendent tous que le placenta le reçoit de la matrice, car si on presse la superficie interieure de la matrice & les glandes du placenta : on en voit sortir des sucs, qui obligent de croire qu'il s'en fait une communication ; mais ils ne conviennent pas de la maniere ; les uns veulent que les papilles de la matrice s'engageant dans les vesicules du placenta dont la découverte est attribuée au Sieur Chirac habile Professeur de

origine du suc laiteux.

vesicules du placenta

Montpelier, il s'en fait une expreſſion dans ces veſicules ; d'autres opinent au contraire que les papilles du placenta s'imbibent de ce ſuc dans les petites cavernes de l'uterus.

Je ſerois aſſés de ce dernier ſentiment, comme plus conforme à ce que j'ai obſervé dans les lapines, le placenta deſquelles forme en pluſieurs endroits une eſpece de tenon qui s'engage dans des ſinus ou mortaiſes qu'a fait la matrice en pinçant en quelques endroits le placenta dans le commencement de l'impregnation ; d'où il eſt facile de comprendre pourquoi le placenta ſe détache ſans peine & ſans effuſion de ſang, lorſque ces animaux mettent bas ; le poids du fœtus à proportion qu'il aproche du terme, retirant peu à peu le tenon de la mortaiſe, & la mortaiſe par l'extenſion de la matrice, diminuant inſenſiblement ſa cavité & ſon reſſerement : mais comme l'acouchement humain ne ſe fait pas ſans douleur & ſans effuſion de ſang, les choſes ſe doivent paſſer un peu autrement, y ayant aparence qu'avec cette mechanique, quelques filets déliés de vaiſſeaux du placenta ſe piquent & s'inſerent dans la matrice.

maniere dont le placenta eſt attaché.

raiſon du détachemét du placenta dans les lapines.

Je mets au nombre de ces vaisseaux, non seulement des capillaires de la veine ombilicale; mais encore des filets de nerfs de ceux qui se distribuent à la peau du fœtus, par le moien desquels la mere imprime souvent des marques de ses passions sur le corps tendre & délicat de son fruit; il ne repugne pas que les fibres du cercle tendineux du nombril, traversent le cordon & le placenta, & aillent mettre leur appui sur la matrice; y ayant ainsi une maniere d'écussonage de ces canaux avec les uterins de même nature, le fœtus ne laissera pas d'avoir de la liqueur spiritueuse dés le tems même que son cerveau n'est pas en état d'en former.

raison des marques de la mere sur l'enfant.

Sans me charger d'expliquer au juste ce que les Anciens apelloient des cotyledons, je pourois dire que ces sinus ou mortaises en tiennent lieu: on peut s'en figurer encore un autre usage, c'est de recevoir à l'imitation des sinus du cerveau, le sang des arteres uterines pour l'emboucher dans les veines ombilicales, soit que les glandes du placenta en filtrent en même tems le suc chyleux qui y seroit mêlé, soit que ces mêmes glandes reçoivent immediatemēt le suc des tuyaux lactés, qui du

cotyledons de la matrice.

mesantere ou du reservoir de pecquet, le viennent aporter dans la matrice, comme quelques Anatomistes disent l'avoir aperçû.

tuyaux lactés dans le cordon.

Il est probable que ce suc nouricier monte du placenta le long du cordon jusqu'à l'ombilic: Diemerbroech ayant trouvé dans la cavité du petit intestin qui sert d'envelope aux vaisseaux ombilicaux, une liqueur lactée tirante sur le blanc, qui se convertit à l'air en gelée; les nœuds de cet intestin, selon la remarque de Warthon, n'étant que de petits reservoirs de ce suc; ce qui m'a paru dans l'examen que j'ai fait de ces nœuds, c'est qu'en pressant le cordon de l'ombilic vers le placenta, ont fait bien tumefier des nœuds; mais je croi que c'est à l'occasion des valvules de la veine: je m'en raporte neanmoins en ce point, à ces habiles Anatomistes: mais je ne saurois leur passer que ce suc chyleux coule de-là dans la capacité de l'amnios, étant plus vrai semblable qu'il passe au-de-là du nombril. Deusingius ayant observé dans les chiens fœtus une branche de veines lactées, qui entroit avec les autres vaisseaux dans leur abdomen; soit que ce tuyau lacté soit ce canal intesti-

Deusing de hum. corp. fabric. part. 7. cap. 8.

nal, ou l'un de ces vaiſſeaux omphalo-meſanteriques, qu'on dit être particuliers aux animaux qui lappent, & ont une quatriéme membrane ; mais rien n'empêche d'en attribuer autant au fœtus humain ; puiſque l'on trouve quelquefois, ce qui eſt arrivé à Kerkrin, une veine ou tuyau qui ſe porte vers la meſenterique, dont l'office pouroit bien être le même que celui des vaiſſeaux omphalo-meſenteriques; car de ce qu'elle ne ſe rencontre pas toûjours, on ne peut pas dire que cela ſoit extraordinaire : il y a bien des canaux qu'on ne rencontre que rarement & par hazard Ce qui fortifie ma conjecture, que le ſac chyleux eſt porté au de-là du nombril ; c'eſt ce que j'ai trouvé à un fœtus de deux à trois mois à l'endroit de l'ombilic, une tumeur pareille à celle des poulets éclos, laquelle contenoit une liqueur d'un blanc tirant ſur le jaune.

veine omphalo meſénterique du fœtus humain.

ſac chyleux ſous le nombril

Cette Obſervation faite ſur un Sujet d'un âge où il ne lui eſt pas encore permis de ſe nourir par la bouche, cette faculté ne lui arrivant qu'environ le quatriéme mois, cette Obſervation ne peut tout-à-fait decider ; mais jointe à l'impoſſibilité aſſés prouvée de la ſtomatotrophie, elle aide à concevoir qu'il ſeroit fort inutile que la liqueur de l'amnios fût nouriciere ; & par conſequent que le ſuc laiteux, au lieu de s'aller rendre dans la cavité de cette membrane, continuë ſa route dans le fœtus humain par des canaux ſemblables à ceux des animaux qui lappent.

Si on remonte en effet à l'origine de cette liqueur, elle ſera toute autre qu'on ne la veut faire paſſer, & je ne croi pas qu'on la puiſſe chercher plus loin que dans les glandes de cette membrane, auſquelles aboutiſſent des filets des arteres ombilicales.

origine de la liqueur de l'amnios

On ne ſuivra que les lumieres de l'Anatomie ſur la mechanique ordinaire de ces organes, lorſqu'on dira que ces arteres dépoſent au travers des glandes une humeur qui diſtille enſuite dans la cavité de cette membrane : comme ces arteres viennent du dedans du fœtus, l'humeur en doit venir auſſi ; elle ne ſera donc pas nouriciere, puiſqu'en ce cas elle doit au contraire ſe porter de la matrice vers le fœtus. N'eſt-il pas étonnant que Drelincourt aye voulu perſuader qu'elle ſuinte des mamelles du fœtus, fondé ſur ce qu'il avoit oüi dire à quel-

opinion de Drel. qu'elle vient des mamelles.

ques Sages femmes, que les enfans naissans avoient les mamelles si pleines de laict, qu'on étoit obligé de l'exprimer, pour en prevenir les desordres: on jugera de la solidité de ce sentiment par son fondement: vouloir que ce prétendu laict sereux aye circulé avec le sang par tout le corps, pour être versé dans l'amnios, & repris par la bouche du fœtus; c'est ce qui ne peut entrer que dans l'esprit de ceux qui ne veulent dire que de l'extraordinaire.

Il n'est guére plus croïable que cette humeur tire sa source des humidités qui se trouvent dans l'uterus au commencement de la conception, desquelles le chorion s'imbibe d'abord, pour être ensuite filtrée au travers de l'amnios. Je ne voi pas tant de probabilité dans ce systéme que l'on dit; parce que toutes les liqueurs doivent être contenuës dans leurs canaux & entre leurs membranes, autrement il s'en feroit une confusion.

analogie des oeufs & des semences pour la nouriture.

Je ne nie pas que le fœtus n'étant encore qu'embryon, aye un colliquament pour sa nouriture; il est ordinaire à tous les œufs d'en avoir, il n'y a pas jusqu'aux plantes, dont les semenfemences ont quelque chofe de laiteux, felon Ariftote, qui fert d'abord d'aliment au germe : mais je ne faurois confentir que la liqueur de l'amnios foit ce colliquament, par les raifons fus alleguées : les chofes étant ainfi, exerçons-nous à découvrir l'œconomie avec laquelle l'aliment eft distribué au fœtus dans tous fes états.

la femēce de plante a du laict.

On doit confiderer dans la femence humaine, pour le developement & l'accroiffement du germe, quelques organes équivalens à ceux de la femence d'une plante : celle-ci a en referve une humeur, un laict concret que les efprits de la terre fondent & liquefient pour l'accroiffement de fes lobes, ou de fes feüilles, felon Hypp. Ce colliquament paffe de-là jufqu'à la racine, laquelle s'étend pour filtrer par fes pores, les fucs de la terre, qui leur font proportionnés & analogues à la plante, de maniere qu'ils circulent enfuite par tout fon corps pour y diftribuer la nouriture & la faire croître.

la femēce des plantes a fon colliquam. qui commence fa vegetation.

Figurons-nous fur ce modéle, l'ordre & le progrés de la vegetation humaine.

En attendant que le placenta fe foit enté à la matrice pour en tirer les fucs,

colliq. de la semence humaine

il porte avec lui le colliquament dispersé dans les tuyaux de la veine ombilicale : la chaleur de l'uterus & la pulsation des arteres de ce vaisseau, fait monter cet humide radical vers le cœur, où il est invité par le besoin qu'en a cet organe pour commencer son mouvement perpetuel : je repete ici que les organes du corps sont tous façonnés dans la semence, mais il n'y en a point dont la structure soit si finie, que celle du cœur ; il est tout appareillé, il n'attend que le coup de partance, pour commencer une manœuvre qui ne finit qu'avec la vie, semblable à la rouë d'un moulin nouvellement fabriquée, qui n'attend que le courant d'un fluide pour se mettre en mouvement, & le donner aux autres machines qui en dépendent. Le cœur ainsi mis en train, & animé par cette liqueur seminaire & primordialle, devient un point saillant ; disposition par laquelle il pousse cette liqueur dans les arteres & dans quelques visceres, pour les débroüiller & les animer.

cause du mouvement du coeur.

Il est à présuposer que la matrice ne peut former d'écusson avec le placenta, qu'elle ne soit mise en séve : la liqueur testiculaire des femmes qui s'y

matrice en seve & la cause.

épanche, ou en même tems ou un peu auparavant l'effusion de la semence de l'homme, l'y fait entrer, en lui causant par sa fermentation, une chaleur douce & humide, laquelle resout les glandes de l'uterus, ce qui les dispose à se coller & à suinter du sang dans une partie des capillaires de la veine ombilicale, qui sont au niveau & à bout touchant de ces glandes. Je ne dis qu'une partie; parce que de même que la matrice n'étant encore que dans une petite étenduë entre chaque pacquet de glandes qui s'unissent, il y en a de miliaires qui ne se develo pent que dans la dilatation de la matrice: aussi le placenta n'étant qu'en petit volume, il y a quantité de tuyaux de la veine ombilicale tres-courts, qui ne s'alongent que lorsque le placenta croît & s'écarte en rond.

union de la matrice avec la veine ombilic.

Pour lors je conçois que la matrice ne peut se dilater entre les pacquets de glandes qui tiennent à la veine ombilicale, qu'elle n'y forme une espace ou une cavité dans laquelle les glandes miliaires cy-devant serrées & confonduës, se mettent au large & en pouvoir d'y dégouter du sang, & reciproquement a proportion que le placenta

conjecture sur cette union & sur l'origine des cavités.

par son acroissement se dilate en rond, les endroits où sont les tuyaux courts, s'allongent, & en forme de papilles, entrent dans les cavités ou sinus, dans lesquels ces derniers tuyaux puisent le sang.

Je ne me fais pas fort de rencontrer par cette conjecture l'artifice dont la nature a usé pour former l'attache du placenta avec la matrice : mais il n'est pas moins vrai qu'il en reçoit du sang, lequel pendant un tems, entre tout seul & sans mélange, dans le cœur : ce muscle automate n'a besoin alors que d'un sang tout fait qui ne le peine point à sanguifier : ce sang doit être tel qu'il n'aye qu'à le distribuer aux parties, pour être promtement changé en leur substance : mais dés que la nature a assez passé de traits sur son ébauche ; dés qu'elle a apliqué les couleurs necessaires sur son dessein pour en remplir les lineamens, elle songe à faire sanguifier le cœur ; & pour s'accommoder à sa force qui ne s'augmente que peu à peu ; elle l'y prepare par degrés ; elle commence par mêler un suc laiteux dans les tuyaux de la veine ombilicale ; dont il me semble pouvoir donner cette raison Anatomique ; c'est que dans la

commẽcement de la sãguification du coeur.

matrice, à mesure qu'elle se dilate, il s'ouvre de nouveaux pores qui donnent passage au suc nouricier : mais comme le placenta n'est pas encore assés dilaté pour faire trouver les tuyaux blancs au niveau de ces pôres, ce suc se mêle dans les cavités avec le sang ; le sang ainsi mêlé, devenu plus sereux & plus crud, donne un peu plus d'exercice au cœur pour le bien mixtionner par la circulation, fournissant cependant au cœur & aux autres visceres des molecules plus propres à en augmenter la masse.

sang mêlé de chyle.

Enfin, lorsque le placenta aproche de sa grandeur, les tuyaux blancs se trouvans à portée des pôres de la matrice, qui en laissent couler le suc laiteux, ils le reçoivent & l'envoye d'abord par des vaisseaux omphalomesenteriques differens des sanguins dans le mesantere, d'où il passe dans les veines lactées, & de-là par la route que l'on sçait, dans le cœur.

tuyaux blancs reçoivẽt du chyle de la matrice & cõment.

le communiquent au mesantere par les vaissaux omphalomesét.

Je me represente que pendant que les choses vont ainsi, l'estomach & les boyaux deviennent capables de rafiner & de dépurer un suc tout-à-fait chyleux, qui leur seroit aporté par le canal intestinal, ce canal étant en commer-

le communiquent aux boyaux par le canal intest.

ce avec les tuyaux blancs : mais il est question de savoir si la matrice reçoit du chyle par un détachement de tuyaux lactés, qui se porteroient en cette occasion vers la matrice : il y en a qui le disent & d'autres qui le nient. Deusingius est du nombre des premiers, qui joint à de fortes raisons l'observation qu'il en a faite sur un chien fœtus.

Deusing de hom. fabric.

Quelques autres ont fait de semblables remarques : sur un tel sentiment, la negative n'a pas d'avantage, & ne peut empêcher d'y donner son consentement, sur tout lorsque des consequences tirées de faits connus nous y portent.

Sympathie de la liqueur des mamelles & de la matrice.

On sçait la liaison parfaite, la sympathie de la liqueur nouriciere de l'uterus avec le laict des mammelles ; leur flux étant alternatif & reciproque, dés qu'une femme nouvellement accouchée allaite, les vuidanges blanches cessent ou diminuënt considerablemẽt, ce qui trompent quelque fois les Medecins novices en pratique, lorsqu'elles ne nourissent pas, & sont contraintes de faire fuïr, comme elles disent, le laict, leur vuidanges blanches en sont plus fortes & plus longues : les femmes ont coûtume de dire pour lors que c'eſt le laict qui s'en va ; expreſſion aſſés naturelle & conforme à la choſe, Du Laurens ayant remarqué en cette occaſion du veritable laict.

evacuation de laict par la matrice.

Je ne ſcay ſi Hypp étoit auſſi bien fondé à dire que la liqueur qui ſert d'aliment au fœtus, eſt du laict ; ſon opinion étant que la liqueur des mammelles & de l'uterus, eſt formée de ce qu'il y a de plus gras dans l'aliment dont il ſe fait une filtration dans l'epiploon, & un tranſport de-là dans les mammelles & dans l'uterus par des vaiſſeaux ſemblables qui leur ſont communs : il ſembleroit que Hypp auroit dû dire le meſentere au lieu de l'epiploon ; mais ſa penſée ne ſeroit pas entierement deſtituée de probabilité, en ce que l'epiploon n'eſt pas ſans tuyaux lactés qu'on dit qu'il reçoit du jejunum ; & que d'ailleurs Malpighi ne met point mal à propos en doute ſi les canaux qui diſtribuënt la graiſſe par tout le corps, n'auroient point leur origine dans ce viſcere.

origine du laict ſelon Hypp l. de natura pueri.

tuyaux lactés de l'epipl. varthon à Denograph.

Si la liqueur nouriciere de l'uterus & de celle des mammelles eſt de même nature à juger de l'autre par celle-cy, c'eſt un ſuc chyleux ; je ſuis perſuadé que le laict n'eſt pas autre choſe ; ſans

ſuc de la matrice eſt du laict.

me servir des préjugés qu'on en apporte, j'ai vû du bœure frais dont personne n'ignore l'origine, gardé depuis long-tems, se revétir peu à peu de couleur verte, & une partie se resoudre en filets d'herbe hachée fort menuë, l'humidité dans les pores de laquelle ces atomes d'herbes étoient absorbés, étant exhalée par la chaleur de l'Eté.

boeure reduit de lui méme en herbe.

La liqueur de la matrice étant donc chyleuse ou laiteuse (ces termes sont reciproques) elle n'a pû y être portée que par des tuyaux lactés. Il y a apparence que la Providence qui en a fait pour le cœur de la mere, n'en a pas denié à la matrice pour un autre cœur qui y est enfermé, dont le mouvement n'est pas sans pouvoir sur les liqueurs de la mere, puisqu'il en apelle & en determine une partie vers luy: l'habitude du corps dans la grossesse devenant rare, selon Hypp, ne nuit pas à dégager les conduits, & à élargir les pores, pour faciliter le cours de ces liqueurs vers la matrice, & de là vers le fœtus, qui reçoit enfin du chyle ou du laict dans son estomac & ses boyaux pour en faire une coction depurative pour sa nouriture; le deffaut d'air ne

le fœtus est nouri de chyle ou lait.

peut être un obstacle à la nouvelle digestion de ce chyle, les organes de la mere y ayant assés mêlé de particules aëriennes pour le rendre fermentatif, & propre à subir cette operation. chyle mêlé d'air.

L'air que Riolan a trouvé dans les ventricules du cœur d'un fœtus, est une marque que son sang n'est pas dépourvû non plus de particules élastiques & aëriennes qui luy sont communiquées continuellement par le sang de la mere. Tel est donc le sort du fœtus, que quoiqu'il soit nouri sur les eaux: *Educavit me Dominus super aquas*, il n'est pas cependant nouri de ces mêmes eaux, à moins que la Deesse Alemone qui présidoit à la nouriture des fœtus, selon les Payens, ne conduisist elle-même ces eaux jusque dans l'estomach, tant il y a de difficulté, comme on l'a prouvé, qu'elles y entre par la deglutition. sang mélé d'air. conclusion.

Je ne dois pas passer la liqueur de l'amnios, sans exercer ma conjecture sur son usage; la source en a déja été marquée, le sujet vaux la peine d'être retouché: le sang tant d'un embryon que d'un fœtus, est extrêmement sereux; la serosité lymphatique qui reste de sa nouriture, est tres-abondante; nouvel examen de la liqueur de l'amnios.

il n'y a point encore de vaisseaux lymphatiques en état de la recevoir de chaque partie : les tuyaux du corps ne se developent pas tout-à-la-fois ; ils ne se developent qu'à proportion de l'accroissement & des fonctions nouvelles dont il a besoin pour son augmentation.

raison de l'origine de cette liqueur.

C'est donc dans le tems que les vaisseaux lymphatiques ne sont pas encore en état de faire leur office, que cette espece de lymphe est transportée par les arteres iliaques vers l'amnios où elle est coulée au travers de cette membrane de la maniere qui a été dite.

elle n'est point avant la formation du foetus.

Il resulte de cette pensée, que l'amnios n'est pas remplie de liqueur avant la formation ; mais qu'elle commence de s'en remplir à mesure que l'embryon se débroüille & se perfectionne: certes, si la liqueur de l'amnios étoit avant la formation, le fœtus n'y pouroit nager au-de-là de ce tems, l'amnios n'étant d'abord que d'une trespetite capacité, elle n'en peut contenir qu'à proportion ; & si la source cy-devant expliquée ne l'est pas, comment cette liqueur suivra-t'elle pendant un tems l'augmentation de sa membrane & celle du fœtus pour l'y faire nager ; cette liqueur augmente donc par la voie qu'on en a proposée, jusqu'à ce que les vaisseaux lymphatiques commencent leur fonction ; ce qui arrive lorsque les veines lactées commencent à porter le chyle des boyaux vers le receptacle de pecquet, qui est le rendés-vous commun du chyle & de la lymphe : alors le progrés en étant arrêté, voicy comme j'imagine qu'elle se consume.

temps auquel sa source finit.

Je considere que cette liqueur environnant le corps du fœtus, fait en cela l'office de l'air exterieur, que par sa compression sur la peau, elle aide l'ascension du sang, & par consequent sa circulation : mais comme l'air en humectant la peau, ne laisse pas de nourir en quelque maniere le corps, aussi cette liqueur en humectant la peau, & s'insinuant par ses pores, elle y devient une espece d'aliment, s'use & se consume à la fin par là. On voit par l'exemple des Athletes qui se frottoient journellement d'huile, combien l'application exterieure de ce qui est gras & onctueux, contribuë à la nouriture; cette liqueur étant à peu prés de même, ne peut être indifferente à cet usage ; aussi la lie

usage de cette liqueur.

elle tient lieu d'air exterieur.

elle sert d'alimẽt à la peau.

de cette liqueur est-elle presque toûjours collée à la peau des enfans naissans, qu'il faut laver pour l'en nétoyer.

Cette opinion que je produis, a quelque raport à celle d'Alcmæon de Crotone, qui croioit que le corps du fœtus étant spongieux, se nourissoit par les pores ; mais il n'y a pas de raison que ce fût de sang, comme il le disoit.

elle met le foetus en équilibre avec le placenta

Un autre usage que j'attribuë à cette liqueur, c'est de diminüer par sa circonfusion le poids du fœtus, pour le mettre en équilibre avec le placenta, dont l'attache recompense pour cela l'inégalité de poids : mais si-tôt que la liqueur a diminué considerablement ; le poids du fœtus par sa traction, dispose peu à peu le placenta à se détacher, pendant que le corps du fœtus qui manque d'être allegé par la circonfusion de la liqueur, est devenu par raport à lui-même trop pesant pour se soûtenir dans la même situation, & de même qu'un navire, auquel Democrite compare alors le fœtus, se soûtient fort bien quand il est à l'eau, & tombe quand il est à sec, aussi le fœtus est obligé de culbuter, & dans

son épuisement cause l'accouchemét.

dans cet état de contrainte, de faire des efforts qui portent sur les fibres nerveuses de la matrice, laquelle en communique l'impression aux parties qui sympatisent avec elle, d'où naissent les douleurs capables de procurer la liberté & l'évasion du fœtus.

Aprés avoir criblé les paradoxes modernes, j'en debite insensiblement, sans prendre garde s'ils auront l'honneur de plaire. J'avoüe que ces deux Discours sont un peu minces, & tres-peu dignes du goût de nos Sçavans : mais on a toûjours quelque obligation à ceux-mêmes qui ne touchent que la superficie des choses. Ne regardés pas, disoit Heraclite, à la qualité du lieu où vous me trouvés ; mais songés qu'il n'est pas privé de la presence des Dieux immortels. Sans avoir égard à la foiblesse de ce Traité, on en doit considerer le sujet ; c'est l'ouvrage de la Toute-puissance : mais quelle sagesse ne faudroit-il point avoir pour dire qu'elle est celle du Createur ; il opere tout en secret, il consomme ses ouvrages dans le silence, & par des instrumens invisibles : qu'est-ce qui peut donc parler dignement de la fabrique du corps ; on n'en peut former

Arist. metaph. l. 2. c. 2.

Theod. de provid. or. 2.

que des conjectures, qui inclinent souvent plûtôt à l'erreur qu'à la verité. Je hazarde les miennes comme les autres : elles seront peut-être moins disgraciées que je ne pense. Il y a de la bisarrerie dans l'origine & le destin des opinions ; les moins legitimes, font souvent le plus de fortune. Celles qui sont aujourd'huy à la mode parmi les Philosophes, dit Harvée, n'étoient que de pures fictions : elles sont devenuës demonstrations en faisant parler pour elles par des tours ingenieux, par des interpretations subtiles, quelques phœnomenes de la nature.

Harvée exercit. de concept.

Harvée en avoüant que ses paradoxes sont de ce caractere, ne desespere pas de leur sort ; le merveilleux frape tous les hommes. Les Philosophes ne sont devenus en quelque façon amateurs de fables, que parce qu'il y entre du merveilleux. Harvée s'étant proposé cette regle, n'a rien voulu dire que de rare, que ce qu'on ne se seroit jamais avisé de dire.

Arist. metaph. l. 1. c. 2.

Il compare la faculté de concevoir de la matrice à celle du cerveau : & comme aprés la sensation on ne voit rien de sensible dans le cerveau qui soit l'auteur de ses productions ; aussi on ne trouve rien dans la matrice

Harvée ibidem.

aprés le congrés, qui donne lieu à la conception ; d'où il conclud que le principe en est incorporel.

Il avoüë de bonne foi qu'il est en cela un inventeur de Fables ; mais que dans un tems où chacun s'émancipe à expliquer la nature par des fictions, il aime mieux en faire que de ne rien dire, dans la crainte de passer pour un paresseux & un indolent sur des choses aussi peu indifferentes que les ouvrages de la nature, & qui ont tant de quoi piquer la curiosité des Sçavans.

Harvée ibidem.

Tel est le fondement du systéme qui s'est rendu si fameux par la suite : il étoit Prophete en disant qu'il serviroit de Phrynis à un Timothée. Il a été le Phrynis du nouveau systéme des œufs. Wanhorne en a été le Timothée : je dis du nouveau, parce qu'il en faut distinguer deux, y en aiant un ancien qui est celui d'Hypp. & d'Aristote; la semence, dit ce Philosophe, lancée avec une violence spirituelle dans la matrice aprés y avoir été contenuë quelque temps, se revétit d'une membrane remplie de veines ressemblant à un œuf sans coque, la liqueur de cét œuf est en partie aqueuse, en partie sanguine ; les femmes la qualifient de

semence hum. est un œuf Arist. c. 7. l. 7.

prolifique, il est naturel à tous les animaux volatils, poissons & terrestres, d'être ainsi formés.

La description que donne Aristote est si semblable à celle d'Hypp. que l'une pourroit avoir été copiée de l'autre. Celle que fait Harvée, suivant ce qu'il a observé dans plusieurs animaux, est tres - élegante, mais elle n'est pas differente ; elle differe seulement en ce point, qu'il ôte la qualité d'œuf à la semence, l'œuf n'aiant été conçu, selon lui, que comme le cerveau forme le dessein d'une ouvrage.

Harvée ibidem.

Wan-horne d'acord que la semence ne contenoit pas la matiere & la forme du fœtus, est allé chercher l'œuf dans les testicules des femmes. On met ordinairement Harvée de ce party ; on l'en fait même un des Chefs ; mais s'il a ouvert la cariere au Roman sur la generation ; si le premier des Modernes, il a degradé la semence, & supose l'origine de l'œuf dans la femme, il n'en differe pas moins des Ovaristes, en ce qu'il prétend sur ses Observations, que ce n'est qu'apres le congrés que l'œuf est formé, qu'il est formé de la substance de la matrice par un arrengement & une addition successive de

sentim. d'Harv. sur la format. de l'oeuf.

ſes parties. Des filamens mucilagineux ſortent du dernier angle des cornes de la matrice, & en traverſant le milieu des cornes & la matrice même, ils forment par leur tiſſure ſemblable en delicateſſe à une toile d'araignée, un ſac vuide, qui un ou deux jours aprés ſe remplit d'une matiere aprochante d'un blanc d'œuf.

contraire aux Ovariſtes.

exercit. l. 17.

Cette metamorphoſe arrive ſans aucun changement dans les teſticules feminins : mais elle ne ſe fait pas ſans une grande alteration de la matrice, ſes cinq caroncules blanches étant devenuës plus flaſques, la tunique interieure s'étant un peu affaiſſée, devenuë ridée & humide. Pour ce myſterieux travail, la matrice n'a pas été ſans mouvement. Harvée y en a apperçû un vermiculaire, tel qu'il a auſſi remarqué dans le ſcrotum & les teſticules des mâles. Il met ſur cela en queſtion ſi le cerveau ne ſe remuëroit point de même pour former ſes conceptions.

changement dans la matrice pour former l'oeuf.

Si on joint à ces Obſervations la diſcuſſion que nous avons faite de ſes preuves touchant la prétenduë éclypſe de la ſemence, aprés un congrés prolifique, on n'en ſera que plus confirmé dans l'ancienne opinion que la ſemence est un œuf.

experiéce de Blancard ne prouve point l'ovaire.

La nouvelle experience du Sieur Blancard sur des chiennes, n'empêchera pas de le croire, que trois jours aprés l'accouplement il ait ouvert l'abdomen & lié les trompes, qu'il aie réüni la plaie par la suture, que quelque tems ensuite il aie incisé la trompe par la même voie, & trouvé des œufs dedans. Cela ne decide point que ces œufs y soient descendus des testicules; car on pourroit dire avec Harvée que ces œufs ne sont formés que des nœuds scitués en certains endroits des trompes, lesquelles s'enflent & s'amolissent interieurement, de sorte que s'entrouvrant aprés l'acouplement, ils reçoivent dans leur capacité une liqueur primordiale, semblable à un blanc d'œuf, mais je dis plûtôt que ces œufs y ont été portés de dehors, la matrice ayant eü le tems d'y rouler par son mouvement vermiculaire la semence qu'elle a reçüë.

Harvée de concept.

Ainsi je ne crains point de dire de nouveau, que l'œuf est fourni par le mâle, avec cette difference, que dans les volatils il n'en fournit que le germe; les œufs qui ont été pondus par des coqs, ne pouvans être autre chose. A propos de ces ſortes d'œufs, je n'oublierai pas ce qu'en dit Harvée ; il entre trop bien dans le ſujet de la premiere diſſertation. Il a dit avoir vû un tres-petit œuf garni de ſa coque, de la nature de ceux que les femmes ruſtiques attribuënt au coq, & que Fabrice d'Aquapendente apelle centenini, lequel étoit enfermé dans un œuf de poule, parfait & entierement couvert de ſa coque.

relation d'Harv. d'un oeuf de coq. exercit. 11.

J'ai fait mention dans ce même Traité, d'une fille naiſſante qui acoucha d'une autre trois jours aprés : l'explication que j'ai donnée de cette fecondité capricieuſe ſur la comparaiſon d'un fruit & de ſon pepin, me ſemble devoir être bien ſenſible par un autre phœnomene qu'il raporte. Il dit avoir trouvé un tres-petit limon garni de ſon écorce jaune dans un plus grand, fecondité aſſés frequente en Italie.

Harvée ibidem.

Avant de quitter cette comparaiſon, je dirai que l'œuf anoſtraque ou ſans coque des vivipares, a bien du raport à la ſemence, ſans ceſſer pour cela d'être œuf ; ces deux termes aiant beaucoup d'analogie dans leur ſens ; ce qui n'avoit pas échapé aux Anciens : Empedocle aiant dit, par une expreſſion neanmoins tres-particuliere, que

ſemences de plantes d'animaux & oeufs, ſont termes reciproques, ſelon l'expreſſion d'Emp.

les arbres portoient des œufs à l'extrémité de leurs branches : *ova solent excelsis gignere ramis.*

Theoph. hist. plātar. c. 17. lib. 1.

Theophraste reconnoissant dans la semence des vegetaux, de la chaleur & un humide radical, dit que celle à qui l'un ou l'autre manque, est comme un œuf sterile & sans germe; pensée dont Cesar Scaliger n'a pas été peu charmé : cette convenance de la semence des plantes & des animaux avec les œufs étoit si peu doutée, que des Auteurs tres-intelligens dans l'antiquité, entendent par la défense que Pytagore fit des féves, celles des œufs. Les Disciples de ce Philosophe jaloux de sa doctrine, publioient que c'est la même chose de manger des féves, que de manger la tête de ses parens : cela me feroit croire que le sens en est plûtôt morale que physique; ne voulans signifier par une si terrible comparaison, que le danger de sacrifier jusqu'à la vie de ses parens, lorsqu'on brigue les Magistratures & les premieres charges d'une Republique, dont l'élection se faisoit par les féves; si Pythagore n'avoit pas formé sa sagesse sur celle des Egyptiens, lesquels dans le tems de la Purification, ne mangeoient

féves & oeuf cōfondus par Pytagore.

explic. du symbole Pytagoric.

abstinēce des oeufs

ni les animaux ni leurs œufs.

Si on admire les metamorphoses que souffre un insecte pour devenir une mouche ou un papillon : la nature ne se masque & ne se jouë pas moins : elle ne fait pas moins de tours de Prothée dans la formation d'une plante ou d'un animal : une fleur devient un fruit, un fruit se reduit en graine, & de la graine se fait un arbre. L'écoulement d'un homme n'est d'abord qu'une liqueur ; cette liqueur devient un œuf, & de-là sort un animal : *generationem intelligas gerere proportionem talem ad futurum hominem, *qualem vermis ad apem aut papilionem.*

par les Egypt. dans la purific.

Meta-morph. dans l'hóme comme dans l'insecte.

Cesar Scaliger animadvers. in Theoph. hist. plant.

Le mot de papillon me fait ressouvenir d'avoir vû naître ce grand & beau papillon dont Moufet ni Gœdart ne disent point l'origine : Moufet aprés en avoir joint à la graveure une tres-élegante description, dit qu'il est plus facile de l'admirer que d'en exprimer la beauté par les paroles. Gœdart se contente d'en representer la figure. Celui de Moufet a été envoyé de Vienne par Clusius : l'autre ayant été pris à Paris dans le jardin du Roy, a été envoyé par Mr. Borel Ambassadeur de Hollande, au Sr. Gœdart.

histoire du grãd papillon

J'en tracerois ici une nouvelle description, si je pouvois surpasser ou égaler celle de Moufet : mais comme il n'y manque rien de ce que j'ai vû sur l'original, je suprimerai celle que j'en ai faite. Je dirai seulement qu'une chenille grosse & longue, à peu prés comme le doigt d'un homme de taille médiocre, lui a donné naissance : la peau de cette chenille étoit blanche, & semée de petits saphirs ou papilles bleües, dans chacune desquelles étoit implanté un petit poil. Elle fila son tombeau environ la mi-septembre, d'une toile hydeuse couleur de brun fauve & sale ; environ le quinze de May il en sortit ce papillon qui ne voloit ni vîte ni haut : dés qu'il fut éclos, il s'attacha toûjours au bois, où il demeura quelques jours suspendu : aprés quoi il se lança à terre étendu sur le dos, où aprés avoir resté quelque tems, il se mit à battre violemment des aîles ; ce mouvement sembloit être convulsif ; il traînoit son corps obliquement, jusqu'à ce que parvenu au pied d'une chaise, il tourna tout au tour, remüant toûjours les aîles avec une agitation violente & convulsive ; lorsqu'il sembloit être las par

origine du grand papillon

son travail pour exclure ses oeufs.

la longueur du tems qu'il emploioit à ce batement, il se reposoit, & puis recommençoit ; ce qui continüa deux ou trois jours : aprés quoi il poussa à force de corps systaltiquement par une espece de vulve, plusieurs petits œufs un peu moins gros que des grains de gremil : ces petits œufs exclus successivement avec assés de tems & de travail, se rangerent en forme de chapelet : il s'en fit deux situés l'un auprés de l'autre, aprés quoi le papillon se remit sur le ventre, & mourut en langueur. J'ai gardé du tems ces œufs pour voir à tout hazard ce qui en proviendroit : mais comme il n'en est rien provenu, il est sans doute qu'ils étoient steriles, parce qu'il n'y avoit point eu d'acouplement, lequel est absolument necessaire pour la fecondité entre deux individus ; quand même ils seroient hermaphrodites, comme le limaçon & le ver de terre. Un illustre Academicien juge qu'il n'est pas impossible que celui-ci s'acouple à lui-même, & soit le pere & la mere du même animal : j'ai contemplé quelque fois l'acouplement de ce reptile en Decembre, Janvier, Fevrier, n'importe en quel tems, pourveu qu'il

ces æufs étoient sans germe faute d'acoupl.

sentimēt d'un Academicié sur l'acoupl. d'un ver de terre.

soit doux & pluvieux.

relation de leur acouplement.

Deux vers sortent de terre, comme s'ils s'étoient donné rendés-vous, chacun aiant la queuë implantée dans l'ouverture de sa caverne, lesquelles ne sont pas éloignées l'une de l'autre; ils s'apliquent en ligne droite flanc contre flanc, étendus sur le côté; les parties apliquées sont extrémement rouges & enflées.

l'acouplement est mutuel & se fait vers le col.

Il paroît que cet animal a les deux sexes situés vers le col comme le limaçon, à un travers & demi de doigt de distance l'un de l'autre. Lorsque deux vers sont acouplés, on aperçoit dans l'un & l'autre animal une pulsation reguliere & vermiculaire: cette pulsation est dans le flanc prés l'organe genital inferieur qui est copulé avec le superieur, situé auprés du col (ce qui est reciproque) parce que ces deux vers ont chacun la tête tournée vers la queuë de l'autre.

On voit souvent auprés de l'endroit où se fait la jonction des organes, une goutte ou deux d'une liqueur seminaire tres-blanche, que Moufet nomme une salive écumeuse: il m'est arrivé de voir deux de ces mêmes animaux acouplés non-seulement

acouplement quadruple de deux mêmes vers

ment, comme il vient d'être dit ; mais encore à quelques travers de doigt plus bas ; c'est-à-dire vers le milieu du corps, avec même tumeur & même rougeur, la queuë toûjours enfoncée dans sa caverne : Gesner a remarqué dans un ver qu'il dit être femelle ; comme s'il y en avoit qui le fussent plus les uns que les autres, un receptacle de la longueur de tout le corps, composé d'anneaux, & muni d'une membrane déliée, dans laquelle est contenuë la terre qu'il devore ; que sur ce receptacle auprés de la gueule, il vit les œufs de ce reptile en un monceau, & tres-blancs ; ce qui me fait croire que le sexe feminin est auprés du col, & l'autre plus bas : on peut inferer de-là que les sexes n'étant point situés aux deux extrémités du corps, cet animal ne se peut acoupler à luy-même, n'y aiant pas assés d'espace entre les organes des deux sexes, pour luy permettre en se ployant, d'apliquer ses flancs immediatement l'un sur l'autre, & de les coller ensemble. La conjecture de l'illustre Academicien suit de prés celle d'Herodore d'Heraclée qui en disoit autant du trocos,

description du ventric. par Gesner.

situation des œufs prés la gueule.

impossibilité que ce ver s'acouple à lui même.

Herodore avoit même opinion du trocos hermaphrodite. Arist. c. 6. l. 3. de gener. animal.

espece de poisson nommé roüë, selon Pline, par sa similitude avec cet instrument : ces roües ont quatre rayons ; leurs moyeux sont fermés par deux yeux de chaque côté : Herodore disoit que cet animal étant pourvû des deux sexes par ses extrémités, il s'acouploit à lui-même ; *seipsum inire* : mais c'étoit manque d'avoir bien examiné les choses, dit Aristote, qu'il en avoit conçû cette opinion. Ainsi finit mon songe sur les œufs ; j'en laisse l'explication au public ; il ne tiendra qu'à lui de me faire rencontrer un vase plein de jaune & de blanc.

FIN.

www.ingramcontent.com/pod-product-compliance
Ingram Content Group UK Ltd.
Pitfield, Milton Keynes, MK11 3LW, UK
UKHW020600180726
13838UKWH00001B/361